ALIMENTOS
Aspectos Energéticos

A ESSÊNCIA DOS ALIMENTOS NA SAÚDE E NA DOENÇA

ALIMENTOS
Aspectos Energéticos

A ESSÊNCIA DOS ALIMENTOS NA SAÚDE E NA DOENÇA

PROF. DR. YSAO YAMAMURA

Prof. Adjunto Livre Docente e Chefe do Setor de Medicina Chinesa/Acupuntura do Departamento de Ortopedia e Traumatologia da Universidade Federal de São Paulo/EPM

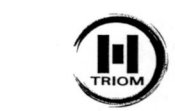

Centro de Estudos Marina e Martin Harvey
Editorial e Comercial Ltda
2ª edição - reimpressão
São Paulo - 2018

Alimentos, aspectos energéticos
A essência dos alimentos na saúde e na doença
© Ysao Yamamura, 2001

TRIOM - Centro de Estudos Marina e Martins Harvey
Editorial e Comercial Ltda.
e.mail: editora@triom.com.br
www.triom.com.br

Revisão Técnica: Dra. Márcia Lika Yamamura
Revisão: Ruth Cunha Cintra
Revisão Gráfica: Adriana C. L. da Cunha Cintra
Projeto Gráfico e Capa: Nelson Mielnik e Sylvia Mielnik
Ilustrações: Rogério Silva dos Reis
Diagramação: Acqua Estúdio Gráfico
Editoração eletrônica (revisão 2011): Casa de Tipos Bureau e Editora

Dados Internacionais de Catalogação na Publicação (CIP)
(Câmara Brasileira do Livro, SP)

Yamamura, Ysao
   Alimentos, aspectos energéticos: a essência dos alimentos na saúde e na doença / Ysao Yamamura; [ilustração Rogério Silva dos Reis] – São Paulo: TRIOM, 2001.

Bibliografia.
ISBN 978-85-85464-38-0
2ª edição revista

1. Alimentos 2. Medicina chinesa 1. Reis, Rogério Silva dos. II. Título

01-0268   CDD-613.2

Índices para catálogo sistemático:

1. Alimentos: Aspectos energéticos: Nutrição
   aplicada: Ciências médicas   613.2

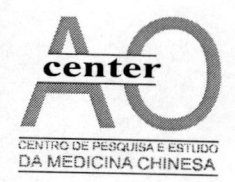

Direitos desta edição reservada ao
Center AO – Centro de Pesquisa e Estudo
da Medicina Chinesa
Rua Afonso Celso, 552 – 6º andar
04119-002 – São Paulo – SP
Tel: (11) 5539-5941 / Fax: (11) 5084-7805
www.center-ao.com.br

SUMÁRIO

CAPÍTULO I

CAPÍTULO II

CAPÍTULO III

CAPÍTULO IV

CAPÍTULO V

CAPÍTULO VI

CAPÍTULO VII

CAPÍTULO VIII

CAPÍTULO IX

CAPÍTULO X

CAPÍTULO XI

CAPÍTULO XII

CAPÍTULO XIII

CAPÍTULO XIV

CAPÍTULO XV

CAPÍTULO XVI

Da Harmonia Micromacrocósmica

O monge Zen do ramo Rinzai, Gibon Sengai (1750-1837), que chegou a ser abade – o centésimo vigésimo quinto – do Shôfuku-ji, o primeiro monastério zenista edificado no Japão, ganhou fama como hábil calígrafo e sutilíssimo pintor. Sua obra artística reflete uma profunda e percuciente compreensão do Zen, sendo o ato de pintar a maneira que elegeu para expressar a sua **Karunã**, o "aspecto compassivo", a terceira das "disciplinas espirituais" do Zen. A **Karunã** excogita os **upâya**, os meios para chegar à revelação (**satori**) e ao "aspecto cognitivo" da realidade (**prajñâ**)[1]. A palavra, proveniente do vocabulário budista hindu, equivale a **jihi** em japonês, complexo de dois ideogramas acoplados que contêm, cada um deles, na parte inferior, o pictograma de "coração"(**kokoro** ou **shin**; em chinês, **hsin**[1], "sede da mente e dos afetos"); esse conjunto ideográfico pode ser traduzido por "compaixão" ("padecer junto com"), no sentido latino de **com-passio** e grego de **sympatheia** ("com-partilhar", "co-participar", "ter afinidade" ou "ser sensível para com o outro", no plano afetivo). Em termos semióticos peirceanos, a **Karunâ** parece pertencer à esfera da "secundidade", que implica o "esforço" caracterizado pela "alteridade"[2].

É célebre uma composição do monge-pintor, em tinta sobre papel, denominada "concepção simbólica do universo". Consiste na representação esquemática da dinâmica universal por meio de algo como a "triangulação" ou "quadratura" do círculo (problema insolúvel aos olhos de um geômetra ocidental). Para a lógica "oximoresca" do pensamento sino-japonês, ou seja, a lógica da coexistência não excludente dos opostos, da harmonização conciliadora dos contrários, essa questão se resolve semioticamente, através de uma dialética de signos: o "círculo" (símbolo gráfico do Universo e base de todos os seres); nele, num perpétuo movimento, qualquer ponto é princípio e fim, simultaneamente. Esse infinito circular, para que o intelecto sensível humano lhe tenha acesso, necessita da mediação de uma "forma tangível". Daí o "triângulo", princípio de todas as formas, e o "quadrado", de fato um "triângulo duplo". Da interjunção dessas figuras resulta um super-signo, cujo aspecto unitário provém da compenetração dos grafemas em jogo.

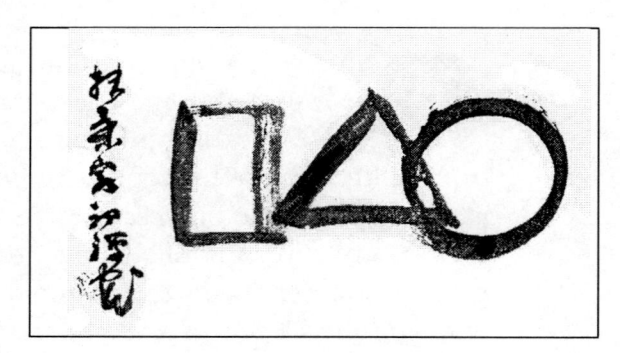

Estes prolegômenos podem contribuir – parece-me – à maneira de um excurso Zen, para a compreensão do fascinante livro do Prof. Dr. Ysao Yamamura (Chefe do Setor de Medicina Chinesa/Acupuntura da Escola Paulista de Medicina da Universidade Federal de São Paulo), dedicado ao estudo dos "aspectos energéticos" dos alimentos, à luz da medicina tradicional chinesa.

Como se depreende da Introdução, a medicina chinesa é aqui enfocada enquanto resultante de uma "visão global", envolvendo a integração Natureza/Homem e o princípio da "harmonia universal", representada no pensamento chinês pela figuração de um "micromacrocosmo" (o homem enquanto parte integrante do todo universal). Trata-se-ia de um "conceito holístico", fundado na antiga teoria chinesa da "metodologia dialética", segundo opina Yin Hui He[3].

A cosmologia tradicional chinesa baseia-se (sempre segundo a Introdução) em três pilares, um dos quais reside exatamente no "filosofema" da interação dos pólos opostos *Yang/Yin*, base do antiquíssimo – pré-confuciano e pré-taoísta – *I Ching* ou **Livro das Mutações**. O rei-sábio Wên e o Imperador FuHsi propuseram, cada um por seu turno, modos diferentes de arranjo circular para representar essa interação, já que "todos os níveis, do micro ao macrocósmico, decorrem em ciclos contínuos"[4].

Marcel Granet, notável estudioso do assunto, observa que os chineses "não têm propensão alguma para o silogismo", para a "dedução silogística". Nesse sentido, *Yang* e *Yin* não se opõem à maneira ontológica de "Ser" e "Não Ser", nem à maneira de dois Gêneros (a língua sínica desconhece os "gêneros"). Os pensadores chineses "estão longe de conceber uma contradição entre dois aspectos, *Yang* e *Yin*", antes veem esses aspectos contrastivos como "complementares que se organizam e se ajustam um ao outro (*tcheng*[2]), tanto na realidade como no pensar"[5].

Ao invés de conferir ao "princípio da contradição" (da lógica aristotélica ocidental) a função de "ordenar a atividade mental", os filósofos chineses atribuem-na ao "princípio da harmonia" (*ho*[2]: união harmônica dos contrários"). O ideograma respectivo representaria "três bocas falando juntas" ou "boa compreensão"[6]. *Yang* e *Yin*, portanto, não implicam uma oposição "substancialista", no plano metafísico, mas, simplesmente, uma "oposição relativa de natureza ritmica" (Granet); uma "symphonique équation", diria o poeta-cosmólogo Mallarmé (que se reconhecia budista).

Paremos por aqui. O livro que temos em mãos não é um tratado de filosofia. Nele, os lineamentos teórico-filosóficos servem, tão somente, como bastidor para uma opção prática, correspondente a uma **Karunâ** ("compaixão", "compartilhamento") que coere, complementariamente, com a **prajñâ** (o aspecto propriamente "cognitivo" da realidade). "O carro do real deve ter duas rodas em perfeito equilíbrio: o amor e a sapiência[7]." Seria talvez o caso de falar, como Dante, em **intelletto d'amore**, já que é na poesia que o Ocidente encontra o seu Oriente... Observe-se que, em japonês, o termo sânscrito-búdico **Karunâ** é expresso por dois ideogramas superpostos, **jihi**; ambos ostentam, na base, o radical "coração", significando o conjunto "mostrar afeição num sentido geral, incluindo amor e piedade"; "tendência a partilhar, ou estado de compartilhamento das emoções ou sensações do outro". Em chinês, *tzu*[2] (de onde procede o japonês **ji**), seria grafo etimologicamente explicável como "dois fios enleando o coração"[8].

Assim como, no caso do monge-pintor Sengai, sua **Karunâ** traduziu-se na prática da arte da pintura, para Yamamura-San Sensei, essa disciplina expressa-se através do exercício da arte da medicina tradicional chinesa.

O escopo deste livro é, portanto, pôr de manifesto como os princípios axiais do pensamento chinês operam na prática médico-terapêutica.

Esse objetivo é alcançado, por um lado, através de sucinta explanação da "teoria dos Cinco Movimentos" e dos *Zang Fu* (Órgãos/Vísceras); por outro, mediante o estudo circunstanciado dos "aspectos energéticos" dos alimentos, implicando como que uma "sinestesia" de cores e sabores, ao influxo daqueles "cinco movimentos", bem como o exame das "funções", a "classificação energética" dos nutrimentos e o esboço de uma "fisiologia das vitaminas". A seguir, o autor passa a uma "taxionomia alimentar", examinando, dentro dela, "flores e sementes", "frutos e sementes", "grãos em geral", "feijões", "sementes oleaginosas", "frutas" várias (com ênfase nas tropicais), "produtos animais e derivados", "peixes e frutos do mar", "vegetais em geral" (legumes, hortaliças, condimentos) e "verduras do mar" (algas). A exposição ou mostruário analítico desse elenco organizado de substâncias alimentícias culmina no enfoque da questão fundamental da "toxidade" e, correspectivamente, da "ação antitóxica" dos nutrimentos, com um apêndice relativo ao efeito da alimentação sobre os *Zang Fu* (Órgãos/Vísceras).

A propósito da "Teoria do *Yang* e do *Yin*", o Prof. Yamamura escreve: "Só é possível entender a concepção de *Yang* e *Yin* no conjunto, ou seja, não há como se conceber um dos aspectos de maneira isolada; somente é possível entender o que é **escuro** quando se conhece o **claro**". É o que, com outras palavras, expressa o sinólogo E. V. Zenker, ao assinalar: essa "fórmula algébrica" (*Yang/Yin*) traduz a "polaridade que comanda a vida", tendo-se originado primordialmente da oposição **claro/escuro** ou **luz/sombra**"[9]. De fato, os ideogramas compósitos respectivos incluem **sol** (*yang*[2], o "princípio ativo") ou então **lua** (*yin*[1], o "princípio passivo"); outro par correlato de ideógrafos contém, em contraste, o pictograma de **sul** (*yang*[2], lado ensolarado) ou o de **norte** ("*yin*[1], lado sombrio); cf. Zenker e Wieger.

Dessa dialética bipolar, o pintor-monge-zen Sengai dá uma configuração plástica iluminadora, em seu poema-pintura no estilo **haiga** (pintura literária, gênero que faria a glória do mestre haikaísta setecentista Yosa Buson). Apresenta dois corvos negros voando sobre fundo branco; ao lado, o poema-inscrição:

> "Cisnes brancos sobre a neve:
> um não se distingue do outro.
> Corvos (em fundo branco):
> com que clareza ressaltam!"

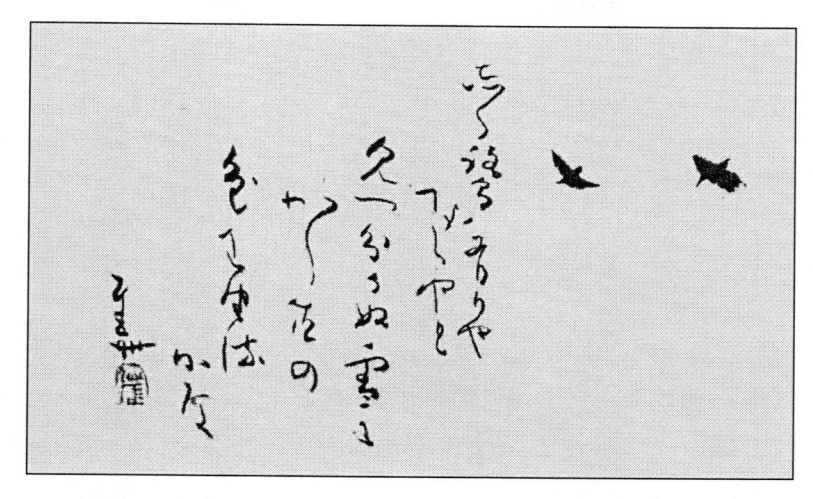

Comentário: *"Símbolo dos dois aspectos de uma coisa: sua diversidade e sua identidade com outras coisas."*

Haroldo de Campos
Escritor; Prof. Emérito de Semiótica, PUC/SP
21/22/janeiro/2001

NOTAS:

[1] Gibon Sengai, **Pitture Zen**, aos cuidados de Daisetz T. Suzuki e Alberto Gringanino, Editoriale "All'Insegna del Pesce d'Oro", V. Scheiwiller, Milão, 1962 (catálogo da exposição patrocinada pelo "Istituto Italiano per il Medio ed Estremo Oriente" e pelo "Centro di Cultura Italo-Giapponese"; Museo Poldi Pezzoli).

[2] Décio Pignatari, "A Semiótica de Peirce e sua Proto-estética", **Semiótica e Literatura**, Perspectiva, 1974.

[3] Organizador, assistido por Zhang Bai Ne, do livro didático **Medicina Tradicional Chinesa** (ver Bibliografia anexa a este volume).

[4] **I Ching**, editado e traduzido pelo sinólogo John Blofeld, Dutton & Co., Inc., New York, 1968.

[5] Marcel Granet, **La Pensée Chinoise**, Albin Michel, Paris, 1968; 1ed, 1934.

[6] Dr. L. J. Wieger, S. J., **Chinese Characters,** Dover Publications, Inc., New York, 1965, 1ed, 1915.

[7] **A Doutrina de Buda**, Bukkio Dendo Kiokai (Fundação para a propagação do budismo), Tóquio, 4ed, 1993.

[8] K. J. Henchall, **A Guide to Remembering Japanese Characters**, Tuttle, Tóquio, 1968; **Mattews' Chinese-English Dictionary**, Harward University Press, 1963.

[9] E. V. Zenker, **Historie de la Philosophie Chinoise**, Payot, Paris, 1932.

INTRODUÇÃO

FUNDAMENTOS DA MEDICINA TRADICIONAL CHINESA

A Medicina Tradicional Chinesa concentra-se na observação dos fenômenos da Natureza e no estudo e compreensão dos princípios que regem a harmonia nela existente. Na concepção chinesa, o Universo é o macrocosmo e, o Ser Humano, o microcosmo, deste modo, ele é uma parte integrante do universo como um todo.

Quando observam-se os fenômenos que ocorrem na Natureza, pode-se, por analogia, estendê-los à fisiologia do corpo humano, pois nele repetem-se os mesmos fenômenos naturais.

Nesta visão global da integração Natureza/Homem, todas as ciências e os conhecimentos humanos são coerentes e concordantes entre si e todos os ramos do conhecimento humano partem ou confluem para um saber básico, estruturado em princípios da Filosofia Chinesa.

FILOSOFIA CHINESA: FUNDAMENTOS

A concepção filosófica chinesa a respeito do Universo está apoiada em três pilares básicos: a teoria do *Yang/Yin*, a teoria dos Cinco Movimentos e o conceito *Zang Fu* (Órgãos/Vísceras).

– Conceito do *Yang/Yin*: conceito básico que corresponde à condição primordial e essencial e explica a origem dos fenômenos naturais.

Representa a concepção de que é necessário haver sempre um referencial para que se possa estabelecer uma ideia de contraste, e deste modo, se definir a compreensão de tudo que se encontra no ambiente circundante.

– Conceitos dos Cinco Movimentos: conceitos que procuram explicar dentro da Natureza, do Universo, da saúde, da doença, os caminhos por meio dos quais processa-se a evolução.

– Conceitos dos *Zang Fu* (Órgãos/Vísceras): são conceitos relativos às funções energéticas dos órgãos internos, conceitos esses diferentes da Medicina Ocidental e que não são antagônicos, mas complementares. Por exemplo, as emoções teriam relações com os *Zang Fu*, assim como o sabor, a cor dos alimentos, e esses aspectos teriam funções de fortalecê-los.

TEORIA DO *Yang* E DO *Yin*

Observando-se a Natureza, verifica-se que tudo o que Nela existe é composto por dois aspectos específicos e essenciais que se complementam e que mantêm entre si um equilíbrio dinâmico. Esses dois aspectos foram chamados de *Yang* e *Yin* e funcionam de tal modo que um deles serve como ponto de referencial para o outro.

O *Yang* e o *Yin* são essenciais à existência de tudo o que existe no Universo e têm concepção ao mesmo tempo simples e complexa. Eles podem ser aspectos opostos ou, se vistos por um outro prisma, representar uma coisa única.

Na concepção científica atual, pode-se entender esse pensamento de forma bem clara ao se estudar a teoria da relatividade de Einstein, na equação: $E=m.c^2$, que demonstra que a interrelação de energia e massa é a condição básica e necessária para que haja harmonização entre os processos naturais do Universo, conforme citado na teoria energética.

Energia e massa são na realidade aspectos diferentes de um mesmo fato. Entre a energia e a massa não há diferenças, além da condição de velocidade, demonstrando-se assim a dualidade energia/massa, ou seja, que existe um contínuo processo de mútua transformação entre a massa e a energia, o que corresponde à base do milenar pensamento chinês, embora descrita em linguagem diferente. Estudos posteriores, por exemplo, a teoria quântica, vieram demonstrar cada vez mais, a veracidade do principio do *Yang* e do *Yin*.

O *Yang* representa todos os aspectos que se caracterizam por atividade e podem ser descrito como: calor, movimento, claridade, força, expansão, explosão, polaridade positiva, posição "alto"; também são considerados *Yang* o sol e o homem. Na equação E=m.c2, o *Yang* tem correspondência com a energia.

O *Yin* representa o oposto do *Yang*. Ou seja, os aspectos que se caracterizam por grau de atividade menor como frio, repouso, escuridão, retração, impulsão, polaridade negativa, posição "baixo"; também são fatores *Yin* a terra e a mulher. Na equação E=m.c2, o *Yin* tem correspondência com a massa.

Assim, só é possível entender a concepção de *Yang* e *Yin* no conjunto, ou seja, não há como se conceber um dos aspectos de maneira isolada. Por exemplo, somente pode-se conhecer o calor se houver o referencial de frio; somente é possível entender o que é escuro quando se conhecer o claro, e assim por diante.

A teoria *Yang/Yin*, concebida há milênios com base na observação da Natureza, obedece a três princípios básicos: transformação do *Yang* e do *Yin*, transmutação do *Yang* e do *Yin* e a relatividade do *Yang* e do *Yin*.

PRINCIPIOS BÁSICOS DO *Yang* E DO *Yin*

1. PRIMEIRO PRINCÍPIO: TRANSFORMAÇÃO DO *Yang* E DO *Yin*

Os aspectos *Yang* e *Yin* apresentam um constante movimento de transformação entre si mantendo-se, no entanto, em contínuo e constante equilíbrio dinâmico. Isto significa que quando o aspecto *Yang* cresce, o *Yin* decresce e vice-versa, para manter o conjunto estável, ou seja, é uma forma diferente de dizer que na "Natureza nada se cria e nada se perde, tudo se transforma".

2. SEGUNDO PRINCÍPIO: TRANSMUTAÇÃO DO *Yang* E DO *Yin*

Os aspectos *Yang* e *Yin* quando chegam ao seu extremo (*Yang* do *Yang* ou *Yin* do *Yin*) transmutam-se em seu aspecto oposto. Este processo de transformação é um princípio geral inerente à Natureza.

Este fato pode ser exemplificado observando-se o ciclo dia/noite. O dia tem características *Yang*: claridade, calor, atividade, e a noite tem as características opostas, portanto, *Yin*. Ao meio-dia, há um máximo de *Yang*, e à meia-noite, um máximo de *Yin*. No período que vai da meia-noite ao meio-dia, o *Yin* máximo vai decrescendo, transformando-se paulatinamente em *Yang* até converter-se, ao meio dia, em *Yang* máximo, que, por sua vez, começa a decrescer, transformando-se em *Yin* cada vez mais crescente, que atinge seu ponto máximo à meia-noite.

3. TERCEIRO PRINCÍPIO: RELATIVIDADE DO *Yang* E DO *Yin*

De acordo com este princípio, a caracterização de um fenômeno como sendo *Yang* ou *Yin* é conceito relativo e significa que um dos aspecto, por exemplo, o *Yang*, pode ter características *Yang* ou *Yin* dependendo do referencial.

Esse fato fica evidente no estudo do espectro luminoso: a decomposição da luz ao atravessar um prisma evidencia as cores vermelho, alaranjado, amarelo, verde, azul, anil e violeta. Os extremos do espectro da luz têm características *Yang* e *Yin* bem marcadas. A cor vermelha apresenta características *Yang*, pois retrata o movimento, a atividade, o calor, a agitação, a vida, ao passo que a cor violeta possui características *Yin*, representando o repouso, a passividade, o frio, a calma, a morte. No entanto, as cores que ocupam as posições intermediárias entre vermelho e o violeta apresentam características *Yang*, quando comparadas ao violeta. Por exemplo, a cor alaranjada é considerada *Yang* em relação à cor violeta, mas passa a ter características *Yin* em relação à cor vermelha. Então, a cor alaranjada ao mesmo tempo manifesta características *Yang* e *Yin*, dependendo apenas do referencial adotado.

Os princípios do *Yang* e do *Yin* são as condições energéticas básicas para a origem de todo o Universo, constituindo um dos pilares sobre o qual se apoia a Filosofia Chinesa.

Da aplicação da Filosofia Chinesa na medicina, constata-se que a fisiologia do corpo humano também obedece a um equilíbrio dinâmico de estímulos opostos e complementares. Este fato é observado em todos os aspectos do dinamismo do corpo, como, por exemplo, no sistema simpático predominantemente *Yang* e parassimpático predominantemente *Yin*, no transporte ativo (*Yang*) e passivo (*Yin*), nas contraturas (*Yang*) e no relaxamento (*Yin*), e assim por diante. Deste modo, (*Yin*) a fisiologia da

Medicina Tradicional Chinesa representa o entendimento da dinâmica do equilíbrio *Yang/Yin* do corpo, e "saúde" significa equilíbrio dinâmico entre o *Yang* e o *Yin*.

A doença origina-se do desequilíbrio entre *Yang* e o *Yin*. Quando o *Yang* sobrepõe-se ao *Yin*, desequilibrando o sistema energético, surgem os quadros clínicos de hiperfunção ou hiperatividade como o hipertireoidismo, a hipercloridria, a hipertensão arterial ou mesmo uma hiperatividade celular. Quando o desequilíbrio entre *Yang* e *Yin* ocorre por conta do aumento do *Yin*, manifestam-se quadros clínicos com características opostas aos acima citados, como a hipofunção ou a hipoatividade, que levam a quadro de hipotireoidismo, atonia da vesícula biliar, bradicardia, entre outros.

A Medicina Tradicional Chinesa procura diagnosticar precocemente as alterações do equilíbrio *Yang/Yin* e a terapêutica é dirigida no sentido de restabelecer o equilíbrio energético entre o *Yang* e o *Yin* do corpo humano.

TEORIA DOS CINCO MOVIMENTOS

A teoria dos Cinco Movimentos constitui o segundo pilar da Filosofia e da Medicina Tradicional Chinesas. A concepção dos Cinco Movimentos originou-se de como evoluem os fenômenos naturais e de como os vários aspectos que compõem a Natureza geram e dominam-se uns aos outros. Assim, observa-se que todos os fenômenos naturais têm as suas características próprias, a partir das quais podem originar outros fenômenos e, ao mesmo tempo, sofrer destas influências benéficas e maléficas, resultando disso um ciclo evolutivo.

As características próprias dos fenômenos naturais podem ser agrupadas em cinco categorias diferentes que se encontram em constante movimento de "geração" e de "dominância" entre si, constituindo o que foi denominado de Cinco Movimentos e que a Medicina Tradicional Chinesa descreveu como:

MOVIMENTO ÁGUA: Representa os fenômenos naturais que se caracterizam por retração, profundidade, frio, declínio, queda, eliminação. Ponto de partida e chegada da transmutação dos Movimentos.

MOVIMENTO MADEIRA: representa o aspecto de crescimento, movimento, florescimento, síntese.

MOVIMENTO FOGO: representa todos os fenômenos naturais que se caracterizam por: calor, ascensão, desenvolvimento, expansão, atividade.

MOVIMENTO TERRA: são os fenômenos naturais que se traduzem por transformações, mudanças.

MOVIMENTO METAL: caracteriza os processos naturais de purificação, de seleção, de análise, de limpeza.

Os Cinco Movimentos, de acordo com as características naturais que representam, guardam entre si uma inter-relação que permite posicioná-los, obedecendo-se ao critério da geração (o Movimento Água gera o Movimento Madeira, o Movimento Madeira gera o Movimento Fogo, o Movimento Fogo gera o Movimento Terra e o Movimento Terra gera o Movimento Metal, e este, por sua vez, gera o Movimento Água) e da dominância (Movimento Água domina Movimento Fogo o qual domina Movimento Metal. Por sua vez Movimento Metal domina Movimento Madeira o qual domina Movimento Terra e este finalmente domina Movimento Água completando o ciclo). (Fig. 0.1)

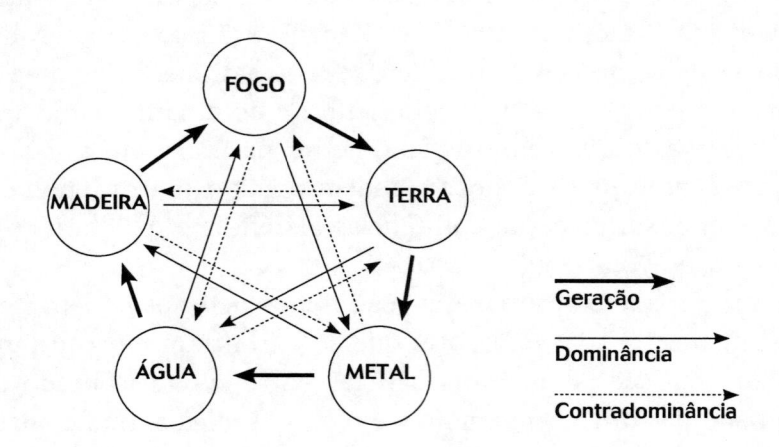

Fig. 0.1

Teoria dos Cinco Movimentos e os princípios de Geração, de Dominância e de Contradominância.

Os Cinco Movimentos relacionam-se entre si, no seu dinamismo, obedecendo, em condições de normalidade, a dois princípios básicos que traduzem uma condição de harmonia, de saúde; em condições de anormalidade, entretanto, guiam-se por quatro princípios básicos que caracterizam a desarmonia e a doença.

PRINCÍPIOS BÁSICOS DOS CINCO MOVIMENTOS EM CONDIÇÕES DE NORMALIDADE

Os dois princípios básicos dos Cinco Movimentos referem-se aos conceitos de "geração" e de "dominância".

1. PRINCÍPIO DE GERAÇÃO DOS CINCO MOVIMENTOS

O princípio de geração dos Cinco Movimentos estabelece que cada um dos Movimentos gera o Movimento seguinte (Fig. 0.1). Esta inter-relação é conhecida como regra "mãe-filho", sendo chamado de "mãe" o Movimento que gera, e de "filho" o Movimento que foi gerado.

Cada um dos Cinco Movimentos funciona como "mãe" e como "filho", dependendo do referencial. Assim, o Movimento Fogo atua como "mãe" do Movimento Terra e como "filho" do Movimento Madeira; o Movimento Água atua como "mãe" de Movimento Madeira e como "filho" do Movimento Metal, e assim por diante.

2. PRINCÍPIO DE DOMINÂNCIA DOS CINCO MOVIMENTOS

O princípio de dominância dos Cinco Movimentos estabelece que um Movimento domina o Movimento que foi gerado pelo seu "filho".

Este princípio é também conhecido como regra "avô-neto". No ciclo dos Cinco Movimentos, cada Movimento gera o Movimento que lhe sucede e domina o que vem a seguir a este (Fig. 0.2). Chama-se de "avô" o Movimento que domina e de "neto", o que é dominado.

A função energética de ser o "avô" ou "neto" é relativa. Cada um dos Cinco Movimentos pode ter a função de "avô" dependendo do referencial. Assim, o Movimento Fogo tem a função de "avô" do Movimento Metal e a função de "neto" em relação do Movimento Água; o Movimento Terra tem a função de "neto" em relação ao Movimento Madeira e de "avô" em relação ao Movimento Água.

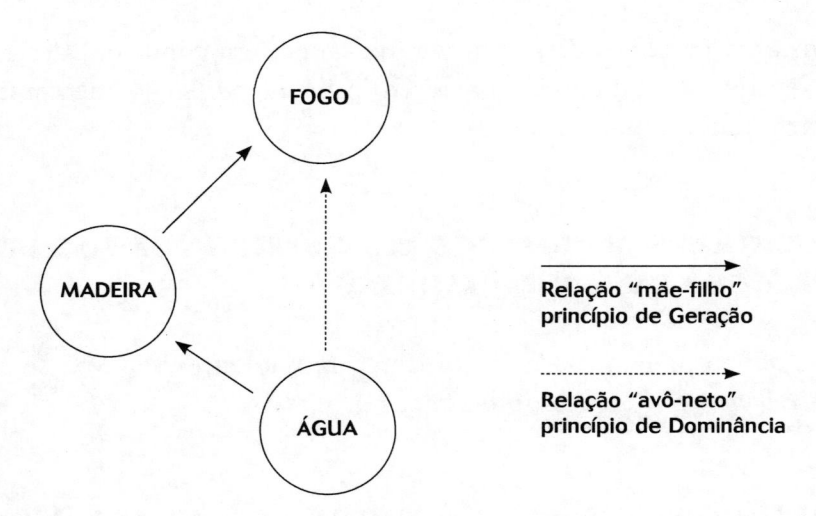

Fig. 0.2

Princípio de Geração ou relação "mãe-filho", e de Dominância, ou relação "avô-neto".

O princípio de dominância dos Cinco Movimentos tem a finalidade de controlar o crescimento desenfreado que ocorreria se houvesse somente o princípio da geração (Fig. 0.2). Os ecossistemas representam uma manifestação desse princípio na Natureza.

Segundo a Filosofia Chinesa, incluindo-se a Medicina Tradicional Chinesa, todos os aspectos da Natureza são gerados e controlados pelos princípios de geração e de dominância dos Cinco Movimentos.

PRINCÍPIOS BÁSICOS DOS CINCO MOVIMENTOS EM CONDIÇÕES DE ANORMALIDADE

Em condições anormais ou de desarmonia energética entre o *Yang* e o *Yin*, as interrelações dos Cinco Movimentos passam a ser feitas por vias um pouco diferentes, o que determina agravamento cada vez mais significativo do desequilíbrio energético instalado, ocasionando o processo de adoecimento.

Na concepção da Medicina Tradicional Chinesa, este processo evolui de maneira lenta e progressiva, de modo que um desequilíbrio energético entre o *Yang* e o *Yin* vai refletir-se sobre os vários setores do organismo, por meio das interações energéticas dos Cinco Movimentos, até que passa a assumir proporções caracterizadas como "doença".

O processo de destruição ou de adoecimento fundamenta-se em princípios que primariamente procuram combater as regras da harmonização energética, interagindo neste processo de quatro formas distintas:

– Princípio da dominância excessiva.
– Princípio da contradominância.
– Princípio da geração excessiva.
– Princípio da inibição.

1. OS PRINCÍPIOS DA DOMINÂNCIA EXCESSIVA E DA CONTRADOMINÂNCIA DOS CINCO MOVIMENTOS

Quando um dos Movimentos desarmoniza-se energicamente em relação aos demais, desequilibrando a harmonia dos Cinco Movimentos, surgem princípios anômalos perpetuadores nesta desordem. Podemos observar, por exemplo, uma dominância excessiva (opressão) do "avô" sobre o "neto".

Por outro lado, a contradominância é o princípio de acordo com o qual um Movimento volta-se contra aquele que normalmente o domina: o "neto" volta-se contra o "avô". A hiperatividade do Movimento Madeira, contradomina o Movimento Metal, oprimindo-o (Fig. 0.1).

Na Medicina Tradicional Chinesa, a aplicação dos princípios de denominância e de contradominância explica, em parte, as manifestações clínicas sucessivas de uma determinada doença.

2. PRINCÍPIOS DA GERAÇÃO EXCESSIVA E DA INIBIÇÃO DOS CINCO MOVIMENTOS

A hiperatividade de um Movimento provoca desarmonia energética no ciclo dos Cinco Movimentos, potencializando o mecanismo de geração e, ao mesmo tempo, em condições de extrema anormalidade, promove a inibição, que é a condição na qual um Movimento hiperativo volta-se contra aquele que normalmente, o gera: o "filho" volta-se contra a "mãe".

Nos casos de extrema hiperatividade do Movimento Madeira, por exemplo, este volta-se contra o Movimento Água, que é "mãe", e ao mesmo tempo aumenta a geração sobre o Movimento Fogo.

OS CINCO MOVIMENTOS, A NATUREZA E O SER HUMANO

As características próprias que individualizam cada um dos Cinco Movimentos permitem o enquadramento nos aspectos da Natureza como integrantes de um dentre os Cinco Movimentos.

A Tabela 1.1 ilustra alguns dos fenômenos naturais de acordo com as características energéticas dos Cinco Movimentos.

A distribuição dos aspectos da Natureza dentro dos Cinco Movimentos pode ordenar fatos aparentemente desconexos: "dentro do caos existe a ordem". Desta maneira, ao Movimento Madeira converge a cor azul-esverdeada e o sabor ácido/azedo, assim como a primavera, cuja energia celeste é o Vento, o que torna essa estação propícia a que o Movimento Madeira desenvolva as suas funções de promover crescimento. Estes aspectos naturais, em condições normais, estimulam o Movimento Madeira e em condições anormais, o destroem.

A teoria chinesa sobre a fisiologia energética do corpo humano descreve que existem cinco Órgãos Essenciais (denominados *Zang*), os quais fisiologicamente representam as características dos Cinco Movimentos dentro do Homem. Desse modo, na concepção da Medicina Tradicional Chinesa, os cinco *Zang* (Órgãos) e os seis *Fu* (Vísceras) têm suas funções orientadas de acordo com as mesmas leis que regem os Cinco Movimentos. (Tab. 1.2)

Na fisiologia energética humana, os cinco *Zang* (Órgãos) essenciais, representantes dos Cinco Movimentos, comandam estruturas orgânicas e promovem o dinamismo das atividades físicas e psíquicas. As estruturas orgânicas, por sua vez, comandadas pela energia de cada um dos cinco *Zang* (Órgãos), desenvolvem atividades específicas e suas características funcionais e orgânicas respondem ao Movimento representado pelo *Zang* (Órgão) gerador de sua energia (Tab. 1.2), assim como pode-se relacionar com o psiquismo. (Tab. 1.3)

Tabela 1.1 – Relação entre os aspectos da Natureza e os Cinco Movimentos

MOVIMENTO	ESTAÇÃO DO ANO	COR	ENERGIA CÓSMICA	SABOR
Água	Inverno	Preto	Frio	Salgado
Madeira	Primavera	Azul-esverdeado	Vento	Ácido/Azedo
Fogo	Verão	Vermelho	Calor	Amargo
Terra		Amarelo	Umidade	Doce
Metal	Outono	Branco	Secura	Picante

Na Medicina Tradicional Chinesa, o *Gan* (Fígado) pertence ao Movimento Madeira e sua energia tem função de comandar o "crescimento orgânico" por meio do metabolismo ou sintetizando componentes como proteínas para o crescimento.

Tabela 1.2 – Relação entre os Zang (Órgãos) e as estruturas orgânicas

MOVIMENTO	ZANG (Órgão)	ESTRUTURAS
Fogo	Xin (Coração)	Vasos sanguíneos (arteriais, venosos, linfáticos) sangue, língua.
Terra	Pi (Baço/Pâncreas)	Tubo digestivo, carne, lábios, derme, tecido celular subcutâneo.
Metal	Fei (Pulmão)	Pele, pêlos, poros cutâneos, nariz, conjuntiva.
Água	Shen (Rins)	Ossos, pequenas articulações, encéfalo, medula óssea, medula espinal, sistema reprodutor masculino, cabelos, ânus, uretra, orelhas, coluna vertebral.
Madeira	Gan (Fígado)	Nervos, ligamentos, tendões, músculos, olhos, cápsula articular, glândulas hormonais, unhas, sistema imunológico, tecido mamário, sistema reprodutor feminino.

Tabela 1.3 – Relação entre os Zang (Órgãos) e o psiquismo

ZANG (Órgãos)	FUNÇÃO PSÍQUICA
Xin (Coração)	Shen[1] (Mente/Consciência)
Pi (Baço/Pâncreas)	Yi (Pensamento, Reflexão)
Fei (Pulmão)	Po (Alma Sensitiva)
Shen (Rins)	Zhi (Execução da Vontade)
Gan (Fígado)	Hun (Alma Vegetativa)

TEORIA DOS *Zang Fu* (ÓRGÃOS/VÍSCERAS)

Os órgãos internos do corpo humano, na concepção da Medicina Tradicional Chinesa, abrangem 3 categorias:

---

[1] N. A.: Em chinês, a escrita é a mesma para Rins e Mente, diferindo somente na pronúncia.

Os *Zang*, que constituem os cinco Órgãos Essenciais já considerados na Teoria dos Cinco Movimentos e que são: o *Xin* (Coração), o *Gan* (Fígado), o *Pi* (Baço/ Pâncreas), o *Fei* (Pulmão) e o *Shen* (Rins). Os *Zang* são essenciais, pois sem um deles a vida deixa de existir; têm por função armazenar a Essência dos alimentos constituída pela cor, sabor, sazonalidade etc. Assim o sabor amargo, a cor avermelhada, característica calorífera de um alimento, são armazenados no *Xin* (Coração) a fim de promover a sua atividade energética.

Os *Fu* caracterizam as Vísceras, que têm por função receber, armazenar, digerir, transformar, assimilar os alimentos e fazer a sua expulsão. Os *Fu* são constituídos pelo Tubo Digestivo (*Wei* – Estômago, *Xiao Chang* – Intestino Delgado, *Da Chang* – Intestino Grosso e *Pangguang* – Bexiga) e o pelo Sistema de Aquecedores, o *Sanjiao* (Triplo Aquecedor).

As Vísceras Curiosas ou Vísceras, que apresentam funções especiais, são originárias da Energia Terrestre. São constituídas por: *Dan* (Vesícula Biliar), ossos, medula óssea e espinal, encéfalo, vasos sanguíneos e *Bao Gong* (Matriz-útero).

As funções energéticas dos *Zang Fu* (Órgãos/Vísceras) são concepções diferentes daquelas consideradas na Medicina Ocidental, que se propõe ao estudo da anatomia e da fisiologia. As concepções dos órgãos internos da Medicina Tradicional Chinesa englobam o estudo anatômico, a fisiologia, as relações com o sistema nervoso central e as concepções básicas do *Yang* e do *Yin* e dos Cinco Movimentos.

A seguir as funções energéticas dos *Zang Fu*.

Xin (CORAÇÃO)

O *Xin* (Coração) tem como função energética comandar os vasos sanguíneos e armazenar o *Shen* (Mente); abre-se na língua, sendo responsável pelo falar.

Dentre as funções energéticas do *Xin* (Coração), a mais importante é a de se relacionar com o *Shen* (Mente), comandando a atividade mental. Por isso as alterações energéticas desse *Zang* pode provocar estado de consciência perturbada, insônia, sonhos excessivos, amnésia, delírios, perda de consciência, choros e risos sem motivos, palavras sem sentido, perturbações mentais. (ver quadro)

Zang (Órgão)	Deficiência de Qi	Xin-Yang (Coração-Yang) Real ou Falso
Xin (Coração)	Letargia, alegria excessiva, astenia geral. Respiração curta, bradicardia, transpiração espontânea, dores precordiais incaracterísticas, membros superiores frios e sem coloração avermelhada da superiores, bradiarritmia cardíaca, insuficiência cardíaca, fraqueza geral, face pálida e sem brilho, língua pálida. Resmungar, afasia, introversão, perda repentina de consciência. Aterosclerose, angina pectoris, infarto isquêmico, trombose.	Inquietação, ansiedade, comportamento confuso e irracional, consciência perturbada, mania, delírios, perda de consciência. Palpitações, gagueira, pigarros, força, parestesia de membros região zigomática. Taquilalia, taquipsiquismo, ansiedade. Infarto agudo do miocárdio, angina pectoris, rosto com coloração vermelha difusa, transpiração quente abundante. Risos e choros sem motivos, psicoses.

Gan (FÍGADO)

As três funções energéticas básicas do *Gan* (Fígado) abrangem: aplainar e manter a harmonia do corpo, encerrar e conservar o *Xue* (Sangue) e o comando sobre os músculos e tendões.

A função harmonizadora atua na circulação e regularização do *Qi* (Energia) e do *Xue* (Sangue), com isso assegurando a facilidade nos movimentos, circulação e transformação do *Qi* (Energia), promovendo assim a plena atividade dos *Zang Fu* (Órgãos/Vísceras), principalmente na harmonização dos sentimentos e emoções, nas funções de digestão e assimilação dos alimentos e na atuação das vias das Águas.

Por isso a desarmonia energética do *Gan* (Fígado) pode suscitar várias manifestações clínicas. (ver quadro)

Zang (Órgão)	Aumento de Gan-Yang (Fígado-Yang) Real ou Falso	Vazio de Qi
Gan (Fígado)	Irritabilidade, nervosismo, agressividade, raiva, ódio, impulsividade, explosões temperamentais. Hipercinesia, insônia com agitação física, sono com hipercinesia, choro frequente, rosto congesto, olhos congestos, cefaléia no fundo do olho e no topo da cabeça, hipertensão arterial sistêmica, AVC, queda de cabelos com oleosidade, seborreia mais localizada nas têmporas e no vértix, margens da língua avermelhadas, retração de tendões, unhas grossas e duras, cãimbras, aumento de transaminases no sangue, dismenorreia em cólica, fluxo menstrual vermelho vivo e abundante, ciclos menstruais adiantados, cólicas intestinais. Vertigens, tremores de extremidades, nistágmo, fasciculações, tiques, convulsões, tremores da língua, desvio lateral da língua.	Indecisão, medo sem motivo coerente: de barata, de borboleta (aplaina mal as emoções), sonambulismo, déficit de raciocínio, dificuldade de concentração, sonolência pós-prandial. Irregularidade dos ciclos menstruais, frigidez sexual, rotura de tendões e cápsulas articulares, frouxidão ligamentar, unhas fracas e quebradiças e que não crescem, déficit de crescimento ponderal, hipotensão postural, déficit da acuidade visual, deficiência de atividades endócrinas, icterícia, esteatose hepática, insuficiência hepática, ginecomastia, gonalgia, déficit de imunidade humoral.

Pi (BAÇO/PÂNCREAS)

O *Pi* (Baço/Pâncreas), relacionado ao *Zhongjiao* (Aquecedor Médio), tem por função energética básica o controle sobre as atividades energéticas de todo o tubo digestivo, por isso rege o processo de transporte e transformação da Essência dos alimentos, assim como a função de fazer subir o puro e a de conter o *Xue* (Sangue) nos vasos sanguíneos.

O *Pi* (Baço/Pâncreas) ainda tem o comando sobre a carne e os quatro membros promovendo-lhes a nutrição energética. A abertura desse *Zang* dá-se na boca e manifesta-se nos lábios.

Por isso as desarmonias desse *Zang* refletem-se no tubo digestivo, nos vasos sanguíneos, paladar e nos músculos dos quatro membros. (ver quadro)

Zang (Órgão)	Deficiência de Qi	Pi-Yang (Baço/Pâncreas-Yang) Real ou Falso
Pi (Baço/ Pâncreas)	Déficit de memória, astenia mental, ideias embotadas. Empachamento pós--prandial, anorexia, alimentos não digeridos nas fezes, emagrecimento, olhar distante, anemia carencial, hipotrofia dos membros, ptoses.	Bulimia, perversões do apetite. Lábios secos, rachados, descamativos, sangramento gengival, aftas na mucosa oral e gengivas, náuseas, azia, epigastralgia, gastrite yin. Pensamentos lentos, ideias repetitivas, falta de objetividade, bradilalia, voz pastosa. Distúrbios da forma (caquexia, obesidade), tumorações, infiltrado subcutâneo, inércia, diarreia aquosa, língua grande com marcas de dentes, cabeça e corpo pesados, falta de destreza nos movimentos. Infecções, inflamações, estagnações.

Fei (PULMÃO)

O *Fei* (Pulmão) tem por função energética dirigir o *Qi* (Energia), governar a difusão, controlar a descida e a eliminação e regularizar a via das Águas.

O *Fei* (Pulmão) é conhecido como mestre do *Qi* (Energia), por isso suas funções energéticas principais atuam nessa área, dirigindo o *Qi* (Energia) do organismo, assim como promovem a sua difusão. A defesa do corpo contra agressões internas e principalmente externas está intimamente relacionada ao *Fei* (Pulmão) pela sua Energia de Defesa, o *Wei Qi*.

Além do mais, o *Fei* (Pulmão) abre-se no nariz e exterioriza-se na epiderme.

Por isso as desarmonias energéticas do *Fei* (Pulmão) refletem-se na energia do corpo (ficar sem ânimo, sem vontade de falar, voz fraca, fraqueza, respiração difícil, transpiração espontânea, tosse, asma, falta de ar, assim como obstrução nasal, rinite, gagueira, afonia, anosmia etc). (ver quadro)

Zang (Órgão)	Deficiência de Qi	Fei-Yang (Pulmão-Yang) Real ou Falso
Fei (Pulmão)	Falta de sensibilidade, não ver beleza em nada, tristeza, fadiga mental, acidenta-se por deficiência de instintos de preservação. Palidez, aparência sem vigor, pele frágil e tranlúcida, queda de pelos, déficit de crescimento pôndero-estatural, tosse de baixa sonoridade e crônica, suspiros, emagrecimento, déficit de imunidade tissular, manchas hipocrômicas na pele, obstrução nasal sem secreção, anosmia.	Angústia Tosse seca, irritativa, com sibilos, hemoptise, sensação de secura nas vias aéreas superiores, espirros, prurido na pele e nariz, pele e pelos secos, oligúria, rugas, conjuntivas irritadas, deficiência de turgor da pele, constipação intestinal. Rinite com intensa coriza aquosa, lesões úmidas ou bolhosas na pele, edema de distribuição horizontal (mãos, face, hipogástrio), tosse com secreção clara e abundante. Pneumopatias inflamatórias e infecciosas, dermatites purulentas, colite, apendicite, tumorações de pele e do aparelho respiratório.

Shen (RINS)

As funções energéticas do *Shen* (Rins) são uma das mais importantes do nosso organismo ao armazenar o *Jing* (Essência), regendo o crescimento e a reprodução, além de produzir as medulas óssea e espinal e o encéfalo, governar os ossos e a água do corpo.

Por isso as manifestações clínicas das desarmonias do *Shen* (Rins) são extensas: impotência sexual, infertilidade, nanismo, vertigem, zumbidos, surdez, lombalgia, poliúria, fragilidade óssea, osteoporose, fraqueza dentária etc. (ver quadro)

Zang (Órgão)	Deficiência de Qi	Shen Yang (Rins-Yang)
Shen (Rins)	Desânimo, desmotivação, falta de vontade, medo, insegurança. Poliúria, pés frios, cansaço físico aos pequenos esforços, queda de cabelos, sendo os cabelos ralos, quebradiços, dentes fracos, lombalgia sem irradiação aos pequenos esforços, lumbago, fraturas espontâneas, aparência envelhecida, cor escurecida no mento. Cabelos sem vigor e sem crescimento (ralos, sem "viço"), adinamia, astenia (não consegue iniciar as atividades), falta de vigor na aparência física e na expressão mental, mal-estar geral indefinido, pele "baça", urgência miccional, lombalgia crônica, insônia (sente-se cansado mas não consegue adormecer), envelhecimento precoce, infertilidade masculina, impotência sexual sem libido, dificuldade de consolidação óssea, acúmulo de gordura no ângulo da mandíbula, tez escurecida difusamente. Sensação de frio nos ossos, temor ao frio, nictúria, urinas claras e abundantes.	Autoritarismo. Sensação de calor/sensação de calor nos pés, apesar de vermelhos e frios, queratose e rachaduras na região plantar, manchas escuras no dorso dos pé e na região tibial posterior, tenesmo vesical e disúria sem infecção, urina quente e escura, oligúria, tez escurecida na região frontal. "Areia" na urina, calculose renal, cólica nefrética, infecção urinária (pielonefrite, cistite), polaciúria, osteomielite, pulpite.

1
ALIMENTOS
ASPECTOS ENERGÉTICOS

As concepções da Medicina Tradicional Chinesa são derivadas de um conhecimento maior, a Filosofia Chinesa, baseada nas leis do Universo, da Natureza, das Concepções da Vida e da Morte, da Física, das Ciências puras e biológicas. A partir de um campo filosófico do Tao, da dualidade dinâmica do *Yin* e do *Yang*, do Princípio dos Cinco Movimentos, a Medicina Tradicional Chinesa reflete a integração do Ser Humano ao meio ambiente e deste com a fisiologia do corpo humano.

O exemplo maior desta integração são os alimentos tanto Celeste (ar/oxigênio) quanto Terrestre (comida), que sofrem intensas alterações sazonais, topográficas, geográficas e climáticas. Estas duas formas de Energia, a Celeste e a Terrestre, inerentes ao alimento quando ingerido, vão fazer parte do nosso corpo, nutrindo, fortalecendo, reparando, harmonizando as nossas funções energéticas e fisiológicas, ou mesmo podendo trazer alterações do funcionamento dos *Zang* (Órgãos), *Fu* (Vísceras), tecidos; de modo que, se forem introduzidas Energias muito diferentes, por meio de alimentos, às da nossa composição, elas podem dar início a um processo de adoecimento.

A Medicina Tradicional Chinesa enfoca sobremaneira a importância do alimento para a constituição da forma física e do psíquico, pois é ele que vai constituir o nosso suporte material, a parte *Yin* à qual a Energia *Yang* vai fixar-se, para promover toda a nossa dinâmica da mente e do corpo.

O ser humano forma-se a partir de duas células, os gametas, de peso imensurável, que após a fecundação, à custa da Energia Ancestral Essencial formada, sofrem a multiplicação celular até o embrião chegar à fase trofoblástica, quando passa a receber a Energia Materna, proveniente do Alimento do Céu e da Terra. A partir deste momento, o feto passa a receber a matéria, os nutrientes e Energia Adquirida (pela mãe) para formar o seu corpo físico e mental. Do período de gestação até o final da gravidez, o feto incorpora em torno de 3.000 a 3.500 g. de matéria proveniente da alimentação materna.

Quão importante é, portanto, a alimentação materna, assim como o estado funcional do tubo digestivo, dos Órgãos, das Vísceras e da Mente da gestante. Entretanto, é uma impropriedade pensar somente em alimentação; é necessária a integridade do corpo físico e mental, a fim de que todos esses elementos possam se direcionar para boa formação dos *Zang Fu* (Órgãos/Vísceras), da Energia Vital e da Essência Sexual do feto. A gestante com os *Zang Fu* doentes, com a alimentação desregrada, com os Sete Sentimentos afetados (que constituem o estado emocional reprimido) fatalmente irá gerar uma criança já com alterações energéticas, funcionais e/ou orgânicas.

O recém-nascido passa a adquirir o "*Qi* Adquirido" à própria custa a partir da respiração (*Qi* Celeste) e da alimentação (*Qi* Terrestre). Por meio desta integração, vai-se constituir o seu corpo físico e energético. Obviamente, o tipo de alimento irá influir e moldar, de maneira significativa, tanto em vitalidade quando em durabilidade e resistência a agressões exógenas de origem física e psíquica.

Assim a boa integridade, a vitalidade, o dinamismo dos *Zang Fu* estão ligados intimamente aos aspectos energéticos dos alimentos, por isso a Medicina Tradicional Chinesa os tem em alta consideração.

Os alimentos compreendem dois aspectos: o nutritivo (composição química), largamente estudado em Nutrição, e o energético, ligado aos conceitos do *Yang*, do *Yin* e às funções energéticas que esses alimentos produzem no nosso corpo.

O conhecimento integrado desses dois aspectos dos alimentos é o que vai nos proporcionar melhor adequação para a alimentação da pré-gestante, da gestante, do recém-nascido, da criança, do adulto e do velho.

Adequar a alimentação é saber dos seus efeitos sobre o nosso corpo, é saber a maneira de se intervir nos casos de Vazio ou Plenitude dos Órgãos e das Vísceras, é saber o meio para repor os gastos energéticos e da matéria, proporcionar a vitalidade e a longevidade celular, evitar os processos degenerativos, o envelhecimento precoce e, principalmente, o aparecimento de processo tumorais.

A Natureza fornece-nos várias fontes de alimentos, cada qual com características que possam ser adequadas ao nosso organismo.

O Homem, por natureza, é um ser onívoro que deve ingerir alimentos tanto de origem vegetal quanto animal e de seus derivados. Sendo assim, o nosso tubo digestivo, principalmente os intestinos, foi adequado para este tipo de alimentação. Os herbívoros possuem os intestinos mais longos, os dos carnívoros são mais curtos, e os dos onívoros têm comprimento intermediário. Assim, se o Ser Humano alimentar-se exclusivamente de vegetais (vegetarianos), não terá os intestinos suficientemente longos para a digestão e a assimilação energética e nutritiva dos alimentos, assim como, se fizer alimentação somente de carnes (carnívoros), o seu intestino será longo para este tipo de alimentação, trazendo, em consequência, distúrbios do trânsito intestinal, retenção por um período mais longo das fezes e, consequentemente, promovendo maior absorção de toxinas intestinais e de radicais livres devidos ao fenômeno de putrefação, o que pode ocasionar processos degenerativos, envelhecimento precoce e formações de tumores.

O uso adequado e balanceado de alimentos de origens vegetal e animal é a maneira mais correta de harmonizar as necessidades alimentares do corpo com a fisiologia normal do tubo digestivo. A adequação depende de vários fatores: da idade, do crescimento, do desenvolvimento, das atividades física e mental, da localização geográfica, do clima etc. De maneira geral, até o final do desenvolvimento e do início do declínio (+ ou − 40 anos), deve-se utilizar mais alimentação de origem animal, sendo 2/3 e 1/3 de origem vegetal, e, após o declínio, 2/3 de origem vegetal e 1/3 de origem animal e derivados.

Alimentar-se bem não significa, necessariamente, comer do melhor, do mais caro, do importado, mas sim alimentar-se com aquele produto que contenha a Energia necessária para o corpo naquele momento, Energia esta que pode estar presente nas folhas da cenoura, na casca da laranja, no fígado da vaca, na ostra, e assim por diante.

A fim de se entender melhor a interação dos alimentos com o corpo, é conveniente conhecer a origem energética dos seres vivos e as influências que as Energias Celeste e Terrestre exerceram sobre eles. Assim, pode-se usufruir, da melhor maneira, daquilo que a Natureza oferece, sem prejudicá-la e sem lesá-la, a fim de que Ela possa servir ao Ser Humano eternamente.

2

CONCEPÇÃO ENERGÉTICA DA ORIGEM DOS SERES VIVOS

A teoria energética da formação do Universo baseia-se na concepção da dualidade dinâmica do *Yin* e do *Yang*, da Matéria e da Energia e da inter-relação entre eles, em que a existência de um evoca a complementaridade do outro, ambos completando-se. A necessidade que a Energia tem de fixar-se na Matéria e que a Matéria tem de fixar-se em Energia para o seu dinamismo, enfoca a dualidade entre Energia e Matéria, isto é, a Energia transforma-se em Matéria, e vice-versa.

Admite-se na teoria energética que há dezoito bilhões de anos, após o Big Bang, formou-se uma nuvem altamente energética sob a forma de ondas eletromagnéticas e, fração de segundos após, houve o início da transformação em partículas energéticas (*Yang* transmutando-se em *Yin*) e estas agruparam-se e formaram as primeiras partículas e depois, os átomos, os elementos químicos e, destes, as substâncias químicas, dando-lhes por fim a forma física, consequente aos Movimentos inerentes desta massa gasosa energética. Assim com o decorrer do tempo formaram-se o Universo, o Sistema Solar, o Planeta Terra.

Essa teoria da formação do Universo enquadra-se no conceito de transmutação da Energia em Matéria e da Matéria em Energia, que posteriormente foi demonstrado brilhantemente na teoria da relatividade pelo físico Einstein.

A conversão da Energia em Matéria, princípio uno da Teoria do *Yang* e do *Yin*, do Calor e do Frio, do Fogo e da Água, do Alto e do Baixo, do Exterior e do Interior da Medicina Tradicional Chinesa, foi elemento básico para o aparecimento de substâncias orgânicas, as moléculas de vida, que geraram os seres vivos.

As duas Energias básicas, o Calor, o *Yang*, e o Frio, o *Yin*, e a transmutação destas foram as responsáveis pelo aparecimento das Energias Celestes.

ENERGIAS CELESTES, AS ESTAÇÕES DO ANO E A VIDA

As duas Energias Celestes básicas, o Calor e o Frio, deram origem a duas estações do ano: o Verão e o Inverno, respectivamente, cada uma representando o *Yang* máximo (*Yang* do *Yang*) e o *Yin* máximo (*Yin* do *Yin*).

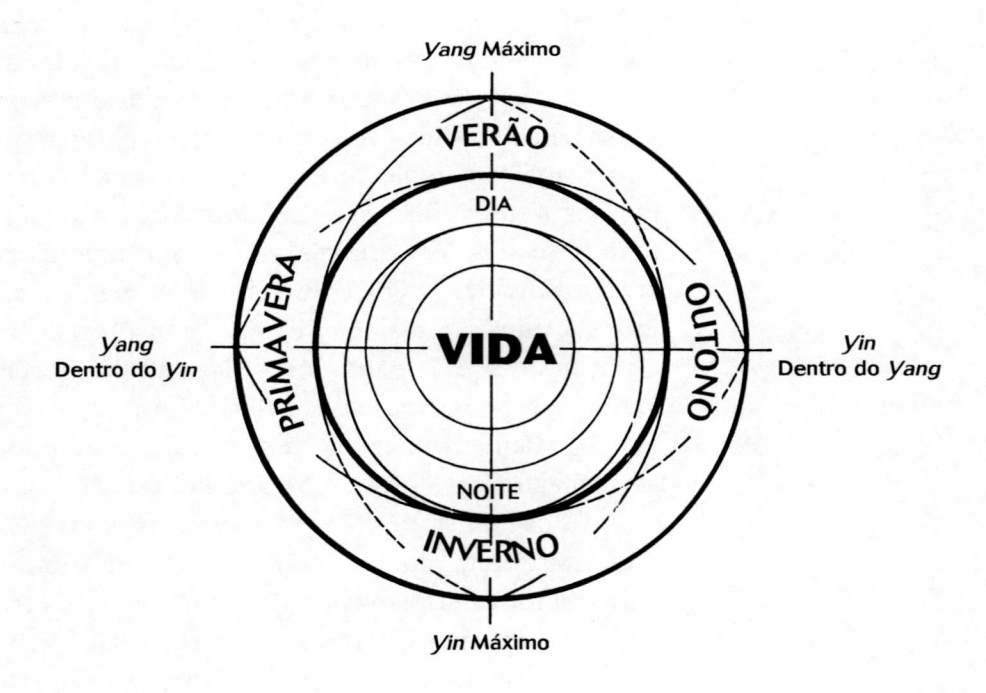

Fig. 2.1

Inter-relações da transmutação do *Yang* e do *Yin*, com a evolução do Dia/Noite, das Quatro Estações resultando no aparecimento da Vida no Centro.

No processo de transmutação das Energias, segundo o princípio de que "quando as Energias Celestes atingem o máximo passam a transmutar-se no seu complemento", significa que dentro do *Yin*, com o crescer do *Yang* haverá, em certo momento, um equilíbrio energético dito de *Yang* no *Yin* que corresponde ao nascer do Sol, à estação sazonal Primavera, à Energia Celeste Vento. À medida que o *Yang* máximo vai se transmutando em *Yin*, novamente no seu curso haverá momento de equilíbrio do *Yin* dentro do *Yang*, promovendo o aparecimento da estação Outono, resultando em uma outra Energia Celeste, a Secura (consultar livros de textos da Medicina Tradicional Chinesa, indicados na bibliografia).

Estas quatro Energias Celestes deram origem a Cinco Pontos Cardeais: Norte, Sul, Leste, Oeste e o Centro. Os Quatro Pontos Cardeais, as Quatro Estações do ano, têm por finalidade direcionar as suas Energias para o Centro, que representa a Essência da Vida, a Terra, o núcleo de todos os fenômenos e acontecimentos vitais. A Energia resultante destas quatro Energias do Céu, que ao agir sobre o Centro promovem o aparecimento da Umidade, é a Energia do Centro. (Fig. 2.1)

A Umidade apresenta um estágio intermediário das ações do Calor, do Frio, do Vento e da Secura. Em relação à Terra, o Frio é a Água e o Calor, a Energia Solar. A associação destas duas Energias, além de formar a Umidade, sob a ação do Calor Solar forma a Umidade-Calor, Energia esta responsável pela biossíntese a partir de elementos e substâncias inorgânicas, gerando os seres vivos e também responsável pelo processo de multiplicação celular.

Em toda atividade multiplicativa, desde as moléculas até a divisão celular, necessita-se da presença da Umidade-Calor. O excesso de Calor ou de Frio, alterando o estado de Umidade-Calor próprio para cada ser vivo, pode interromper ou levar a um processo anômalo de multiplicação celular. A semente de uma planta somente germina quando encontra condições ideais de Umidade-Calor, que é própria para cada espécie.

As Cinco Energias Celestes, os Cinco Pontos Cardeais, as Quatro Estações do ano agindo sobre o Centro, são os perpetuadores, os geradores e os mantenedores da Vida. O Centro, representado pela Terra e pelos seres vivos (vegetais, animais e Homem), sofre a ação constante destas Energias e está em permanente movimento e mutação. Quanto mais inferior é o ser vivo, maior é a influência das Energias Celestes, e quanto mais diferenciado, maior é a capacidade de adaptação. (Fig. 2.1)

Assim, o Ser Humano consegue viver em ambientes excessivamente quentes ou gelados, fato este inadequado para a maioria dos animais e quase impossível para os vegetais.

CICLO DAS ESTAÇÕES DO ANO E A VIDA

O Ser Humano, em seus diferentes ambientes, sofre constantemente as influências das Energias Celestes. No Verão, o Calor faz aumentar o seu calor interno; no Inverno, o Frio faz resfriar o calor interno. Em ambos o casos, se ultrapassarem os limites de equilíbrio, da homeostase térmica, o Ser Humano passa a sofrer as influências nocivas do Calor e do Frio, porém o Ser Humano e os animais encontram nos alimentos naturais os recursos para manter a homeostase térmica.

Os vegetais em si e nas suas partes (folha, fruto, semente, flor, raízes...) encerram as características de serem caloríferos, amornantes, refrescantes e frigoríferos. Então o Ser Humano, alimentando-se de vegetais de característica refrescante, estará combatendo o calor interno e ao mesmo tempo estará refrescando-se, preparando-se para adaptar-se ao frio do inverno. E, neste período, ingerindo-se alimentos amornantes e/ou caloríferos, estará aquecendo o corpo e preparando-o para adaptar-se ao calor do verão.

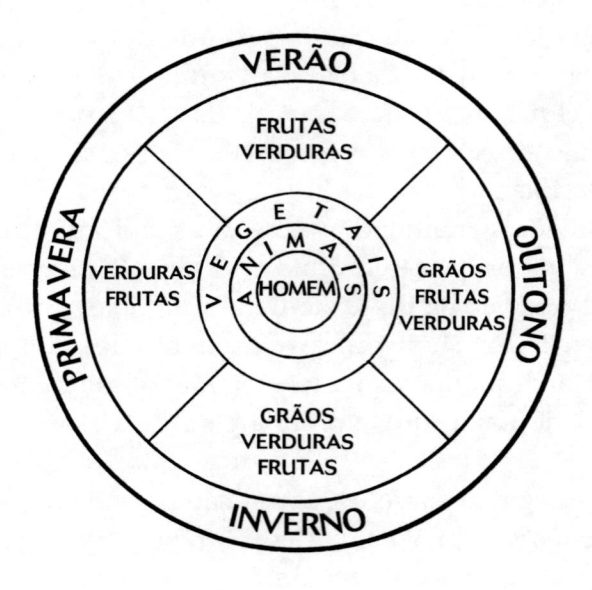

Fig. 2.2

Representa o Ser Humano, ser mais evoluído dentre os seres vivos, situado no Centro, circundando pelos outros animais e, esses, pelos vegetais; mostra a interdependência de um para com o outro. As Energias Celestes, representadas pelas Estações do ano, suprem os vegetais com suas Energias, cujas características são transmitidas aos mesmos. Por isso a importância dos vegetais no fenômeno da adaptação climática dos seres vivos e, principalmente, do Ser Humano.

Assim, as frutas de modo geral têm característica refrescante (melancia, melão, uva, maçã...), enquanto as raízes, rizomas e as sementes possuem características amornante (gergelim, amendoim, batata...).

A não observação deste princípio simples, originado da concepção do *Yang* e do *Yin*, poderá iniciar processo de adoecimento do tipo Calor ou do tipo Frio.

Observando-se a figura 2.2, com o Ser Humano situado no Centro, os animais envolvendo-o, e esses, por sua vez, envolvidos pelos vegetais, todos influenciados pela evolução das Quatro Estações, percebe-se que ela reflete a interdependência do Ser Humano com outros seres vivos. Em outras palavras, esses outros seres vivos estão presentes para servir ao Ser Humano, de maneira direta (alimento) ou indireta (ecossistema). Desta maneira, é compreensível entender a necessidade do Ser Humano ser onívoro. Esta interdependência deve ser benéfica e não destrutiva, senão a Natureza voltar-se-á contra o Homem.

46

3

OS VEGETAIS E O SER HUMANO

Os princípios essenciais do *Yang* e do *Yin*, do Alto e do Baixo, dos Cinco Movimentos, são os fatores determinantes da existência dos seres vivos. O processo de germinação das se-mentes nada mais representa que o Movimento Água, em que a Energia Celeste (*Yang*) vai penetrando dentro da Matéria (*Yin*), para proporcionar a multiplicação celular. É a transformação da Essência em Energia.

O crescimento das plantas é o Movimento Madeira, constituído pelos Movimentos Água e Fogo, por isso as raízes possuem geotropismo positivo (Água) e o caule e as folhas apresentam fototropismo positivo (Fogo). O desenvolvimento da planta pertence ao Movimento Fogo, e o aparecimento das flores, dos frutos, das sementes é concernente ao Movimento Metal. As sementes formadas neste Movimento re-pousam no Movimento Água, aguardando o aparecimento do *Yang* (início da Primavera) para recomeçar um novo ciclo biológico.

O ciclo biológico é próprio a cada espécie de vegetal, podendo durar de meses a anos. Para que o ciclo biológico do vegetal se desenvolva dentro da normalidade, é necessário que a Energia dos Cinco Movimentos e o *Yang* e o *Yin* estejam em perfeita harmonia. As alterações energéticas sazonais podem encurtar o ciclo, retardar ou anular um processo biológico (retardo de crescimento, ausência de flores, de frutos...).

FISIOLOGIA ENERGÉTICA DOS VEGETAIS

As raízes dos vegetais, que apresentam característica *Yin*, têm por finalidade absorver a Energia Terrestre (*Yin*) e também os nutrientes, orgânicos e inorgânicos, dos quais destacam-se a água, sais minerais, o húmus, produtos orgânicos, oligoelementos... Esta capacidade de absorção deve-se à presença da Energia Celeste contida nas raízes. (Fig. 3.1)

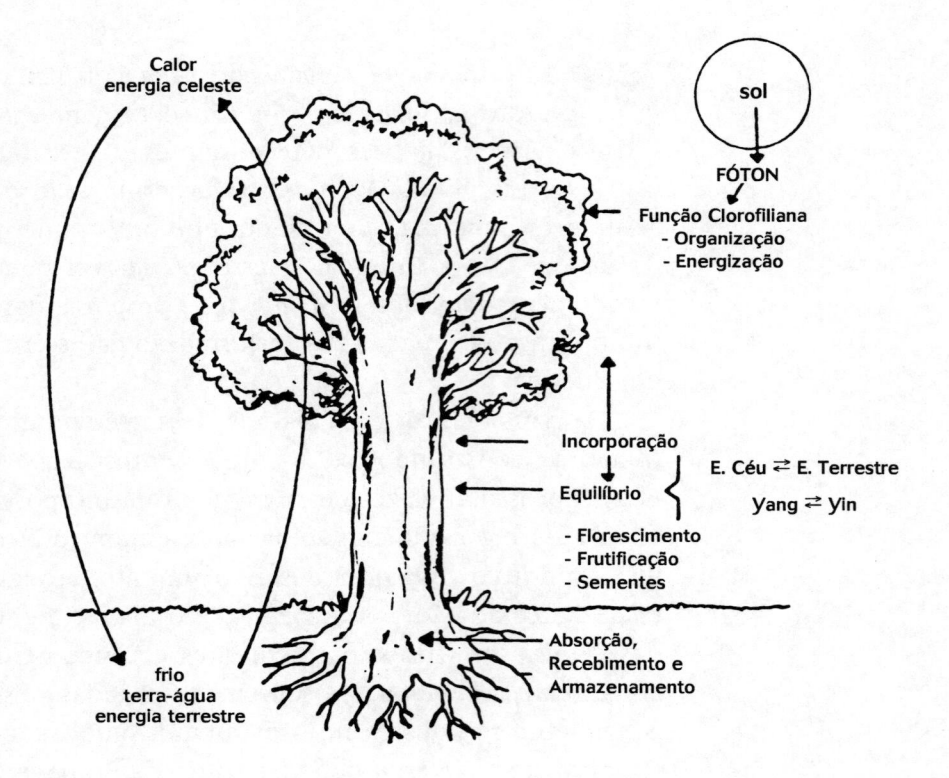

Fig. 3.1

A perfeita integração e harmonia do *Yang* e do *Yin* propicia o crescimento, o florescimento e a formação das sementes para a perpetuação da espécie.

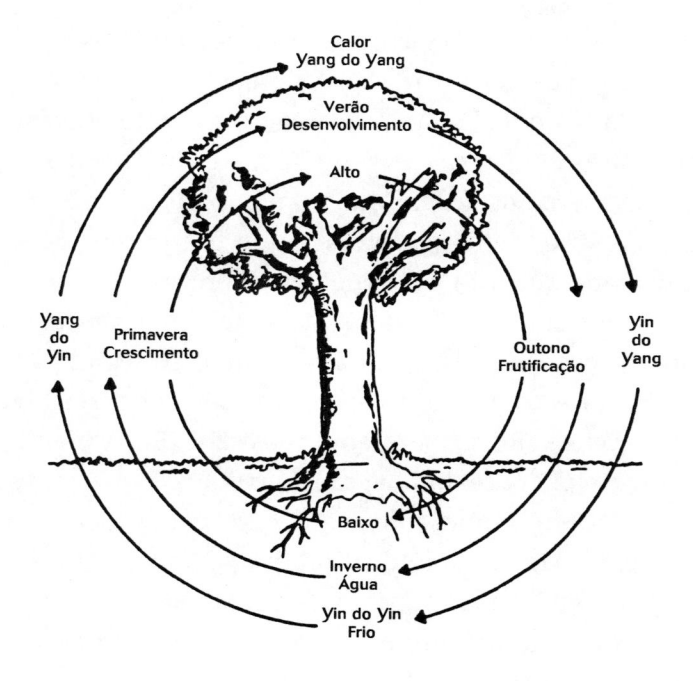

Fig. 3.2

Correspondência da transmutação do *Yang* e do *Yin* com as estações do ano e o desenvolvimento da planta.

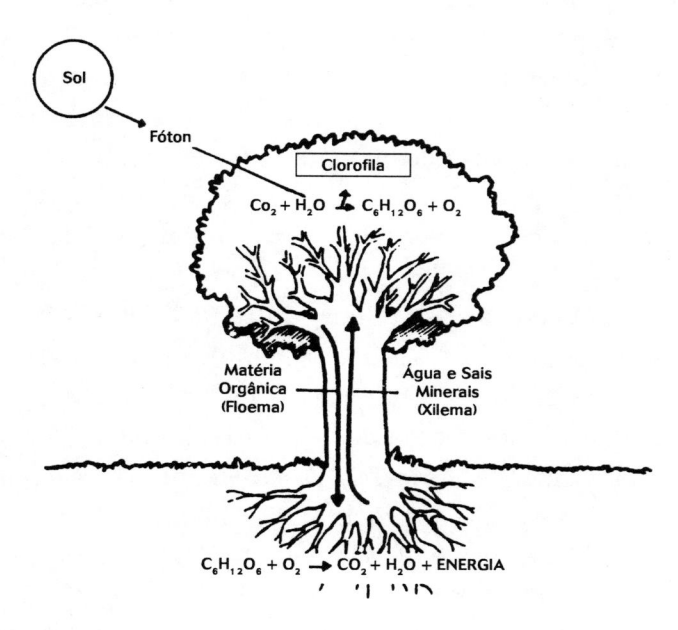

Fig. 3.3

Fisiologia de uma planta. Influência do Sol e da Terra no desenvolvimento da planta.

As folhas e as partes aéreas possuem características *Yang*, absorvem a Energia Celeste (solar) necessária ao fenômeno da fotossíntese, que é realizada à custa da clorofila. Neste processo ocorre a transformação das substâncias inorgânicas em substâncias orgânicas. É um fenômeno exclusivo do reino vegetal. Na biossíntese, em que as moléculas de carbono ficam ligadas entre si, é necessária a energia fotônica que fica presa nestas ligações. Por ocasião da degradação (lise) das cadeias carbônicas, esta energia fotônica é liberada e sua mensuração se faz pela liberação de calorias.

As duas partes, as raízes e as folhas, unem-se segundo o principio do *Yang* e do *Yin*, do Alto e do Baixo. No interior dos seres vivos, a Energia *Yang* (Calor) tende a descer para aquecer o *Yin* (Frio) e este, por sua vez, toma o direção ascendente, indo ao encontro do *Yang*, para esfriá-lo. Graça a este circuito do Alto e do Baixo é que ocorrem as trocas das substâncias absorvidas e formadas, que são distribuídas pela planta toda, processando-se assim todos os fenômenos naturais. O excesso de Calor (*Yang*) ou de Frio (*Yin*) atrapalham a ligação Alto e Baixo, levando a um desenvolvimento e maturação incompletos ou à morte. (Fig. 3.2)

CORRESPONDÊNCIA DA PLANTA COM O SER HUMANO

As plantas, e também o Ser Humano, foram gerados pelo mesmo princípio único da Vida. Sendo assim, há nítida correspondência entre eles.

Na planta, a parte aérea corresponde ao *Yang*, e raízes, ao *Yin*. Pela união destas desenvolvem-se o tronco, as flores, as sementes e frutos.

No Ser Humano, a parte acima da cintura ou do diafragma corresponde ao *Yang* e abaixo, ao *Yin*. Da união destes, desenvolve-se o *Qi* Mediano que é o responsável pela formação e desenvolvimento da forma física do corpo.

As funções energéticas das folhas são semelhantes às do sistema cardiorrespiratório; as das raízes, ao *Zang*, (Órgão), situado mais inferiormente e ligado às funções energéticas hídricas, que é o *Shen* (Rins). (Fig. 3.5)

O sistema de transporte dos vegetais, formado pelo xilema e o floema, por onde circulam Energia e Matéria, é semelhante ao sistema vascular do Ser Humano, que funciona por meio da circulação de Energia nos Canais de Energia (Meridianos) *Yang* (descendente) e *Yin* (ascendente) e, segundo a Medicina Tradicional Chinesa, é graças à união *Yang/Yin* que se processa a circulação sanguínea, com a finalidade de transportar Energia e Matéria. (Fig. 3.4)

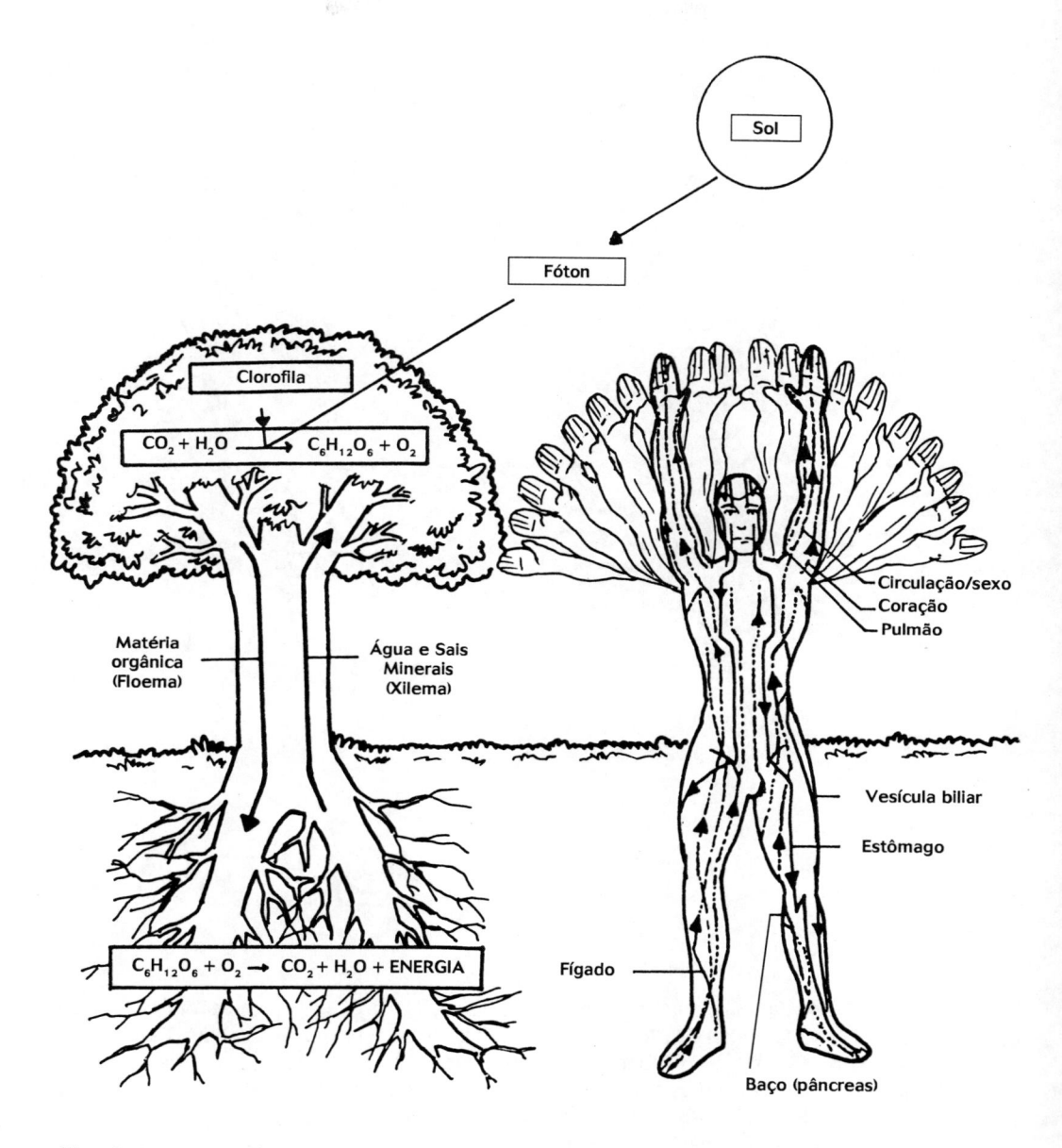

Fig. 3.4

Relação energética da planta com o Ser Humano. As funções energéticas do xilema e do floema representam os Canais de Energia (Meridianos) e a circulação sanguínea.

Essa analogia é importante na alimentação e no tratamento pelas ervas medicinais. É o princípio do tratamento pelo semelhante. Assim, se houver deficiência de Energia *Yin* no nosso corpo, deve-se alimentar e/ou tratar com ervas constituídas de raízes, rizomas, tubérculos, além dos alimentos que contenham grande vitalidade e Essência Sexual (carpa, camarão, *nirá*). (Fig. 3.5)

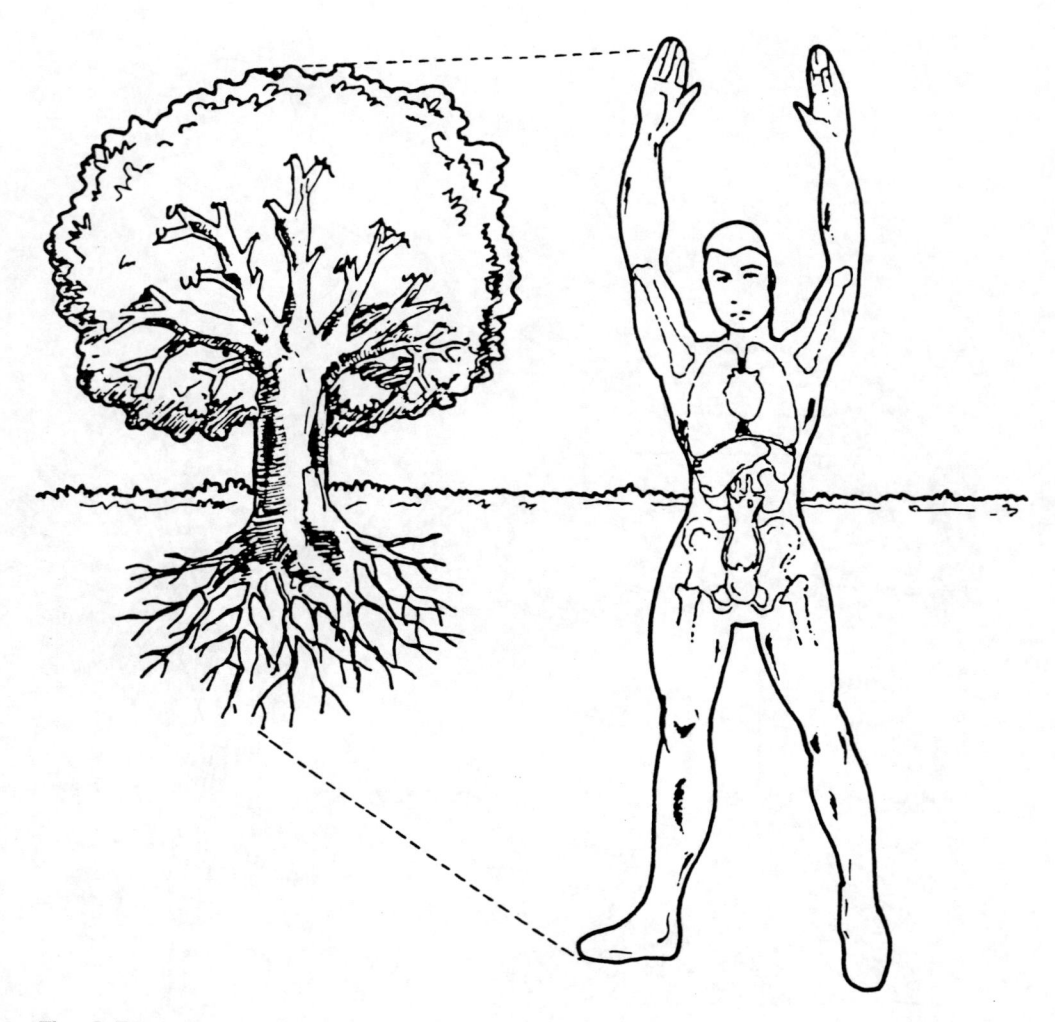

Fig. 3.5

Correspondência da planta com o Ser Humano. Os órgãos supra-diafragmáticos do Ser Humano correspondem às funções energéticas das folhas. O *Shen* (Rins) tem correspondência com as raízes; o *Pi* (Baço/Pâncreas), com o tronco e os frutos. Os alimentos, para fortalecer os Órgãos, ou as ervas medicinais, para o tratamento das doenças, obedecem em parte a esta correspondência. É a cura pelo semelhante. É a folha do *Digitalis pupurea* para o tratamento da cardiopatia; a folha de eucalipto para as afecções pulmonares; são as raízes (bardana, raiz de lótus...), que exercem grande efeito sobre a Energia do *Shen* (Rins).

CONTEÚDO ENERGÉTICO DAS PLANTAS

Os vegetais têm a capacidade de incorporar as Energias Celestes e Telúricas do local que, associadas às características e às propriedades das plantas, irão gerar o seu conteúdo energético *sui generis*, dando-lhes a cor, o sabor, os nutrientes. (Tab. 1)

O uso excessivo e constante de um determinado alimento que contenha um tipo de Energia, por exemplo, a Energia Frio, vai ocasionar processo de adoecimento do tipo Frio.

Tabela 1 – Relação das características das plantas
e seu conteúdo energético predominante

Critérios	Características	Conteúdo energético predominante
Localização	Região fria	Alimentos com mais E. Fria (*Yin*)
	Região quente	Alimentos com mais E. Quente (*Yang*)
Situação	Aérea, região alta	Alimentos com mais E. Quente (*Yang*)
	Dentro da terra, dentro d'água, região sombreada	Alimentos com mais E. Fria (*Yin*)
Aroma	Mais cheiroso	Alimentos com mais E. Quente (*Yang*)
Paladar	Mais forte	Alimentos com mais E. Fria (*Yin*)
Peso	Mais leve	Alimentos com mais Energia (*Yang*)
	Mais pesado	Alimentos com mais Energia (*Yin*)

ALIMENTOS COMO MEIO TERAPÊUTICO

O conteúdo energético dos vegetais é correspondente ao seu meio ambiente; se o Ser Humano vive na mesma região, ele também capta as Energias deste local, ocorrendo, então, semelhança de conteúdo e tipo de Energia entre o Ser Humano e o seu alimento, facilitando sobremaneira a sua integração quando ingerido. O mesmo não ocorre se o alimento for proveniente de localidade distante e, portanto, com o conteúdo de Energia Celeste e Terrestre diferentes. Neste caso, haverá dificuldade na assimilação das Energias do alimento pelo Ser Humano e esta dificuldade poderá acarretar inicialmente desequilíbrio energético, depois distúrbios funcionais e doenças orgânicas, ou mesmo, se o paciente estiver em processo de adoecimento, poderá haver o agravamento da doença. É o que ocorre, por exemplo, ao se ingerir alimentos muito picantes (característica Calor) e desencadear uma gastroenterite.

ESTUFA E ENERGIA FRIA

O grande consumo de produtos hortifrutigranjeiros pelos centros urbanos fez com que a produção destes produtos se tornasse mais contínua, cada vez em maior escala, e que o cultivo e a colheita fossem conseguidos em um menor tempo. De modo que foi necessária a implantação de métodos artificiais de cultivo que independessem das estações do ano, isto é, sistema das estufas. Neste tipo de cultura de hortifrutigranjeiros perdem-se os ritmos de ciclo biológico e das influências das Quatro Estações. Nesse sistema, o excesso de água utilizada torna a planta volumosa, sem consistência, com cores opacas, sabor mais insosso, assim como a pouca exposição ao Sol faz com que capte menos Energia Celeste, levando em consequência a deficiência do Calor, que vai constituir o *Yang Qi* da planta. Esta disparidade, pouco *Yang* sobre o excesso de *Yin*, torna as plantas ricas em Água, com excesso de Energia *Yin* (Energia Frio).

O consumo por período longo destes produtos hortifrutigranjeiros com característica *Yin* (Frio) pode ocasionar o aparecimento de processo de adoecimento do tipo *Yin* (doenças do Frio), por exemplo diarréia. Nos centros urbanos cada vez se torna mais difícil encontrar produtos naturais, portanto é preciso neutralizar esses efeitos danosos e inconvenientes da Energia Frio contidos nos alimentos artificiais, fazendo-se o aquecimento desses alimentos (refogados, sopas), ou ingerindo-se conjuntamente condimentos caloríferos, como a pimenta, o gengibre, o alho...

4

FISIOLOGIA ENERGÉTICA DO TUBO DIGESTIVO

O Tubo Digestivo constitui uma das estruturas mais importantes do corpo. É ele quem vai fazer a recepção, a transformação, a absorção e a assimilação da Essência e dos nutrientes dos alimentos, além de eliminar os resíduos dos mesmos. Com isso, proporciona ao organismo os nutrientes e a Energia necessários para a promoção das atividades física e mental.

As funções energéticas do Tubo Digestivo para serem realizadas necessitam, além da sua própria Energia, de dois outros catalisadores energéticos, um de origem *Yang* do *Yang*, que é o *Sanjiao* (Triplo Aquecedor), e outro de origem *Yang* do *Yin*, representado pela função do *Pi* (Baço/Pâncreas).

Na concepção da Medicina Tradicional Chinesa, os alimentos energeticamente são constituídos de dois componentes. O primeiro, de característica *Yang*, constituindo a Essência, que representa os aspectos energéticos do alimento (cor, sabor, local de ação, propriedades, características, local e meio ambiente do cultivo...) e o segundo, de característica *Yin*: são os constituintes do alimento, representados pelos nutrientes (hidratos de carbono, proteína, gordura, sais minerais, vitamina, oligoelementos, fibras...). Dependendo da maior concentração de um destes dois componentes, os alimentos passam a ter maior concentração energética (mais *Yang*) ou são mais nutritivos (mais *Yin*).

O nosso organismo, para poder assimilar esses dois componentes do alimento, necessita que se promova a dissolução entre a Matéria e a Energia (Essência). Este processo pode ser obtido de várias maneiras:

– Fazendo-se diluições sucessivas, já que após a 9ª diluição não se encontra mais a Matéria, mas somente a Energia (solução dinamizada).

– Fazendo-se a decocção, que é uma maneira física de se promover parcialmente a separação. No produto da decocção encontra-se grande quantidade de Essência e de partículas da Matéria.

– Aquela que promove a completa separação entre a Matéria e a Energia é a digestão enzimática, um processo bioquímico que, sob a ação de substâncias ácidas (*Yang*) e alcalinas (*Yin*), promove a completa dissolução da Matéria e, consequentemente, o aproveitamento integral da Essência do alimento. Este processo é referido como "separar o puro do impuro" e é o que acontece no Tubo Digestivo.

Nos alimentos de alta concentração de Energia, por exemplo, a soja, os processos acima são insuficientes, necessitando separação biológica, ou seja, a germinação da semente. Dessa maneira, facilitam-se os processos físicos e bioquímicos de separação entre a Essência e a parte nutritiva dos alimentos com melhor aproveitamento destas partes pelo nosso organismo. Outro processo utilizado é a fermentação.

OS CINCO MOVIMENTOS E O TUBO DIGESTIVO

O princípio dos Cinco Movimentos pode ser aplicado à fisiologia do Tubo Digestivo. O Centro correspondente à Vida, ao Homem, ao *Qi* Mediano, ao *Pi* (Baço/Pâncreas). O Centro recebe, transforma e transmite as influências recebidas dos Quatro Movimentos, que estão interdependentes com o *Pi* (Baço/Pâncreas).

O Movimento Água é constituído de dois Movimentos, um proveniente da transformação do Movimento Metal em Água com a finalidade de eliminar, fazer descer, aprofundar, portanto, com mais característica *Yin*, e o outro, que é a transformação em Movimento Madeira, que se caracteriza pela penetração do *Yang* dentro do *Yin*, passando a ter cada vez mais característica *Yang*, portanto, cada vez mais com a característica de aumentar, crescer, subir.

O Movimento Água, em relação ao Tubo Digestivo, corresponde às funções energéticas exercidas pela boca, garganta e parte alta do esôfago. Nessas regiões, os alimentos tendo sido ingeridos e mastigados, inicia-se o processo da digestão, por exemplo, dos hidratos de carbono, às custas da amilase e da ptalina, começando, assim, a separação da Essência da Matéria dos alimentos. (Fig. 4.1)

O Movimento Madeira, resultante da transformação da Água, tem a finalidade de promover o crescimento do que foi armazenado no estômago. No Tubo Digestivo, esse Movimento corresponde ao esôfago terminal, estômago e ao duodeno, este já com mais característica do Movimento Fogo. No Movimento Madeira, o alimento (constituição *Yin*) sofre a penetração do *Yang* (Madeira = *Yang* dentro do *Yin*), que corresponde à produção de enzimas digestivas que compõem o suco gástrico. Como foi dito, essa digestão química proporciona a separação da Essência do alimento, sob a ação do *Sanjiao* (Triplo Aquecedor) e do catalisador *Pi* (Baço/Pâncreas). A Essência que é absorvida pela mucosa gástrica segue pela circulação sangüínea, atinge em parte os Canais de Energia (Meridianos) e vai para os Órgãos, para ser transformada em diferentes tipos de Energia como o *Yong Qi* (Energia da Nutrição). As afecções do Movimento Madeira atingem igualmente a Energia do *Gan* (Fígado), do esôfago terminal, do *Wei* (Estômago) e do duodeno.

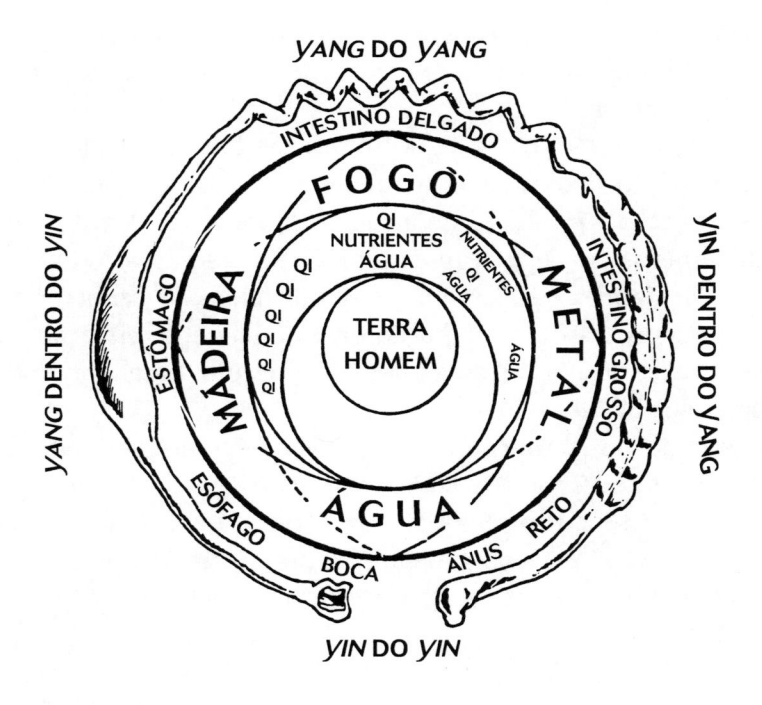

Fig 4.1

Relação dos Cinco Movimentos com as funções energéticas de transformação e absorção da Essência e dos nutrientes dos alimentos no Tubo Digestivo e relação dos Cinco Movimentos com os segmentos do Tubo Digestivo.

O Movimento Fogo, resultante da transformação da Madeira, provoca o desenvolvimento dos processos inerentes ao Movimento Madeira. Há aumento substancial de Energia *Yang*; é um processo ascendente, expansivo e altamente destruidor da Matéria, e corresponde ao duodeno, intestino delgado (jejuno), cujo pH é bastante ácido. O estado ácido, levando ao excesso do *Yang*, é o que faz dissolver o *Yin* (Matéria). A fim de evitar as lesões provocadas pela Plenitude *Yang* ocorre grande fluxo de água (*Yin*) ao intestino delgado.

O Movimento Metal, consequente à transformação do Fogo, promove a separação do puro e do impuro; corresponde ao íleo, intestino grosso ascendente, transverso e descendente. Neste Movimento são absorvidos os nutrientes provenientes da degradação do Movimento Fogo e também a água do intestino grosso.

Ao Movimento Metal segue-se o da Água, eliminando os resíduos alimentares pela via baixa, correspondente ao sigmóide, reto e ânus.

ENERGIAS ATIVADORAS DA DIGESTÃO E DA NUTRIÇÃO

O desempenho das atividades funcionais do Tubo Digestivo depende dos Cinco Movimentos inerentes a cada parte, das funções energéticas dos Órgãos e das Vísceras, assim:

– A Energia do *Wei* (Estômago) promove a descida do alimento, quer ativando o peristaltismo e os movimentos do bolo alimentar, quer fazendo a secreção e a produção de enzimas digestivas. Além disso, é a Víscera fundamental na separação e absorção da Essência dos alimentos.

– O *Qi* Mediano, a Energia do *Sanjiao* (Triplo Aquecedor), é o responsável pelo processo de separação da Essência e da ativação das funções energéticas do *Wei* (Estômago) e dos Intestinos para a produção do suco digestivo (Fig. 4.2).

– A Energia do *Pi* (Baço/Pâncreas), além de catalisar todas as funções energéticas do Tubo Digestivo, é a responsável pela assimilação e transporte da Essência, da Energia e dos nutrientes. Tem a função de fazer "subir o puro" para ser transformando em Energia nas estruturas correspondentes, e também de conciliar o Movimento de descida do *Wei* (Estômago).

– A Energia do *Gan* (Fígado) ajuda na digestão dos alimentos, no Movimento de descida do *Wei* (Estômago) e no processo de transporte da Essência, da Energia e dos nutrientes, circulando-os através dos vasos sanguíneos.

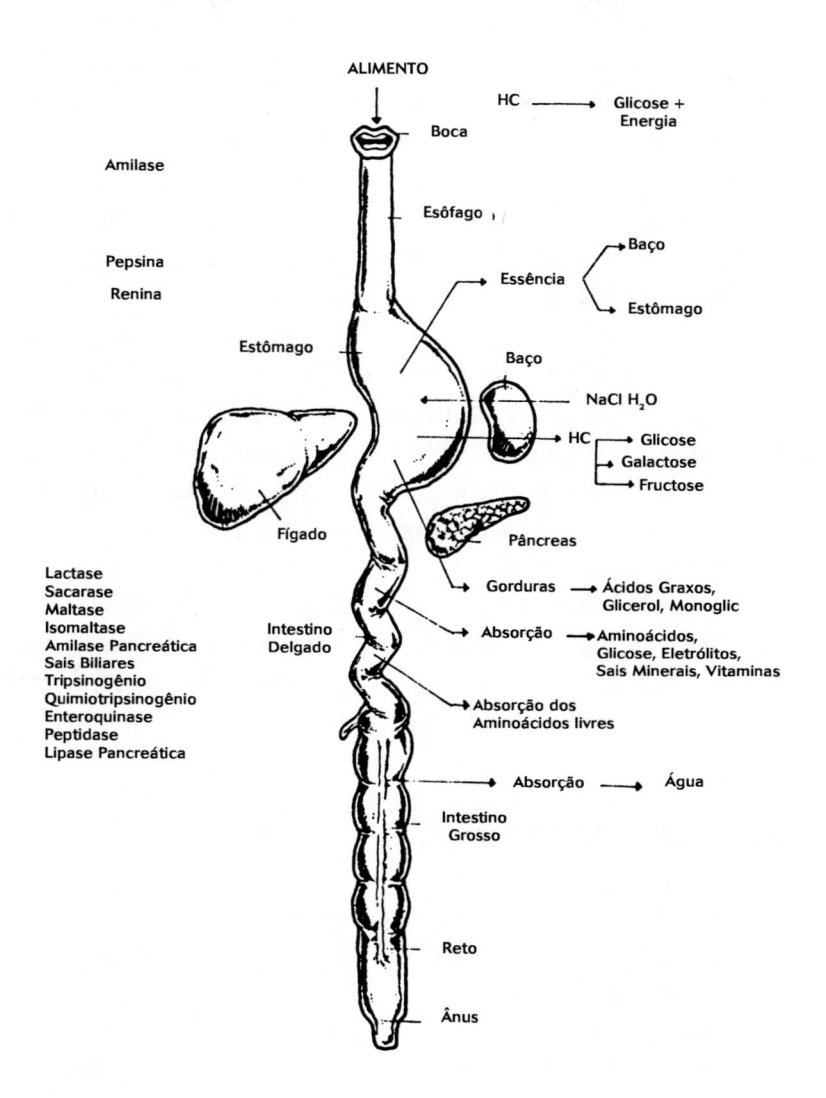

Fig. 4.2

As funções energéticas e funcionais do Tubo Digestivo estão inter-relacionadas. As energéticas, com a função de absorção da Essência dos alimentos, são realizadas no trajeto da boca até o íleo, com predominância da atividade no *Wei* (Estômago). As funcionais, no que concerne à absorção dos nutrientes, ocorrem nos intestinos delgado e grosso, às custas de excreção de enzimas digestivas do Tubo Digestivo. A transformação dos alimentos no Tubo Digestivo e a absorção da Essência e dos nutrientes são funções energéticas consequentes da ação sinérgica dos Cinco Movimentos sobre o Tubo Digestivo, tendo o *Pi Qi* (*Qi* do Baço/Pâncreas) como elemento catalisador energético dos mais importantes.

– A Energia do *Fei* (Pulmão), receptor da Energia Celeste, é o responsável pela formação das Energias *Wei Qi*, *Jin Ye* (Líquidos Orgânicos) e *Zhong Qi* (*Qi* Central), esta promotora da respiração tissular, por meio do controle cardiorrespiratório. Ainda, a Energia do *Fei* (Pulmão) encaminha a Energia Celeste para o *Shen* (Rins).

– A Energia do *Shen* (Rins), geradora de toda a Energia *Yang* e *Yin* do corpo, transforma a Essência dos alimentos em *Yuan Qi* (Energia Fonte) e também em *Jing Qi* (Essência).

A harmonia energética, funcional e orgânica plena do Tubo Digestivo, do *Pi* (Baço/Pâncreas) e dos demais Órgãos e Vísceras é o que propicia o bom aproveitamento dos nutrientes e da Essência dos alimentos. Se estas estruturas não estiverem em equilíbrio energético, por melhor que sejam os alimentos, dificilmente poderá ter o seu aproveitamento integral. Além do fator alimento, é importante averiguar as condições energéticas, funcionais e orgânicas dessas estruturas em jogo no processo de alimentação.

Graças a todos esses fatores associados é que ocorre a boa digestão, e é perfeitamente factível reconhecer as alterações do Tubo Digestivo provocadas pelo desequilíbrio destes Órgãos e Vísceras por meio da propedêutica energética.

A SALIVA E A MASTIGAÇÃO

Estando a Energia do *Shen* (Rins) suficiente e plena e em equilíbrio, a Energia *Yin* do corpo toma sentido ascendente, pela parte anterior do corpo, indo para a cavidade bucal.

A Energia *Yang* emanada do Centro de Energia *Lin Tai*, torna o sentido do seu trajeto descendente e, no nível da cavidade bucal, une-se com o *Yin* ascendente. O encontro destas duas energias, tal qual o encontro da Energia Celeste com a Terrestre que gera a chuva, promove a formação da saliva.

A saliva é um líquido precioso, contendo a Energia *Yang* e *Yin* do corpo e é indispensável para estimular o Tubo Digestivo.

Os alimentos, quer de origem vegetal ou animal, também encerram as Energias *Yang* e *Yin* que lhes são próprias, diferindo em menor ou maior grau da Energia do corpo. Esta constituição diferente de Energia é o que torna o alimento como algo estranho dentro do corpo. Quanto maior a similitude energética, melhor ele será aproveitado, e quanto maior a disparidade, poderá ocorrer fenômeno de rejeição, com formação de reação antígeno-anticorpo e processos irritativos da mucosa gastroentérica (alergia alimentar).

A fim de atenuar as Energias estranhas dos alimentos é que entram em jogo os processos de mastigação e de salivação. A mastigação promove a trituração dos alimentos, quebrando-os em porções cada vez menores, e o contato dos alimentos estimula a produção de saliva. Os movimentos de mastigação levam à mistura cada vez mais homogênea do alimento triturado e da saliva. Assim as Energias *Yang* e *Yin* contidas na saliva, provenientes do corpo, vão ser misturadas com as dos alimentos e assim neutralizar as Energias adversas, não compatíveis com o corpo. Ao mesmo tempo, com a fusão das duas Energias provenientes dos alimentos e do corpo, facilitam-se o processo digestivo, a assimilação e o aproveitamento pelas células. Por isso, mastigar bem é o melhor processo para maior aproveitamento dos alimentos e, assim, evitar os malefícios dos mesmos e também da alergia alimentar.

Enfim, a alimentação é o processo de integrar materialmente a Energia do meio ambiente para dentro do corpo, e é graça à relação Exterior/Interior e Interior/Exterior que o Ser Humano pode devolver à Natureza os benefícios que Ela fornece.

5
ASPECTOS ENERGÉTICOS DOS ALIMENTOS

AS CORES DOS ALIMENTOS E OS CINCO MOVIMENTOS

Na concepção dos Cinco Movimentos da Medicina Tradicional Chinesa, em relação às cores da Natureza, existem cinco cores básicas: o azul-esverdeado, o vermelho, o amarelo, o branco e o preto.

Ao Movimento Madeira, simbolizado pelas plantas, corresponde a cor verde ou azul-esverdeado e que corresponde à Energia Celeste Vento; o Movimento Fogo corresponde ao vermelho e ao Calor; o Movimento Terra corresponde ao amarelo e à Umidade; o Movimento Metal, à cor branca e à Se-cura e o Movimento Água, à cor preta e ao Frio.

Em relação aos Órgãos, o Movimento Madeira relaciona-se ao *Gan* (Fígado); o Movimento Fogo ao *Xin* (Coração); o Movimento Terra ao *Pi* (Baço/ Pâncreas); o Movimento Metal ao *Fei* (Pulmão) e o Movimento Água ao *Shen* (Rins). Portanto, o *Gan* (Fígado) e a cor azul-esverdeada são correspondentes, pois pertencem ao mesmo Movimento, assim como também o são o *Xin* (Coração) e o vermelho, o *Pi* (Baço/Pâncreas) e o amarelo, o *Fei* (Pulmão) e o branco e o *Shen* (Rins) e o preto. (Tab. 2)

A compreensão deste fato é importante pois o Órgão encontra na cor uma fonte de Energia para realizar suas atividades fisiológicas. Assim ao ingerir um alimento de cor escura estaria fortalecendo a Energia do Movimento Água que corresponde no nosso organismo ao *Shen* (Rins).

Se considerarmos que, segundo o princípio de geração dos Cinco Movimentos, a cor branca gera a cor preta (Princípio de Geração ou de mãe--filho), o uso de alimentos esbranquiçados naturalmente é também benéfico ao *Shen* (Rins).

Ainda em relação à Energia do *Shen* (Rins), este Órgão ainda está imaturo numa pessoa ao nascer, e a criança somente atinge um grau mais expressivo de maturidade dos rins aos 7 anos. O processo de amadurecimento permanece em ascensão e atinge a sua plenitude aos 24 anos. A partir dos 40 anos, começa o declínio da Energia do *Shen* (Rins). É normal, portanto, que do nascimento até aos 14 anos e após aos 40 anos, haja uma maior necessidade da cor escura: do nascimento aos 14-24 anos porque a Energia do *Shen* (Rins) está crescendo e após aos 40 porque está diminuindo. Nessas condições o consumo de alimentos de cor escura ou o uso de indumentária ou objetos escuros são benéficos ao indivíduo.

Tabela 2 – Relações dos Movimentos, Órgãos e as cores correspondentes

MOVIMENTO	FOGO	MADEIRA	TERRA	METAL	ÁGUA
Órgão	*Xin* (Coração)	*Gan* (Fígado)	*Pi* (Baço/ Pâncreas)	*Fei* (Pulmão)	*Shen* (Rins)
Cor	Vermelho	Azul-esverdeado	Amarelo	Branco	Preto

A necessidade de uma determinada cor, seja de alimentos, de objetos de uso pessoal ou do meio ambiente, indica que o Órgão correspondente à cor desejada está enfraquecido ou está enfraquecendo. Então, o Órgão vai procurar na sua cor correspondente, a Energia necessária para o seu fortalecimento, em um processo de autorregulação.

Significado de gostar ou não gostar da cor dos alimentos

Um Órgão pode ficar com o *Qi* enfraquecido quando a sua Energia, por algum motivo, é gasta ou não é reposta adequadamente. Quando acontece isso o Órgão enfraquecido procura, entre outras coisas, na cor dos alimentos a fonte de Energia de que se precisa.

Assim se é o *Shen* (Rins) que está enfraquecido, procura alimentos de cor escura para preencher este Vazio de Energia. No entanto se o houver desequilíbrio entre o *Yang* e o *Yin* com predominância do primeiro, poderá detestar a cor correspondente ao Órgão desequilibrado. Por exemplo, se houver estado de Plenitude *Yang* do *Shen* (Rins), poderá não gostar de alimentos que possuam cor escura.

OS SABORES DOS ALIMENTOS E OS CINCO MOVIMENTOS

Os Cinco Movimentos e, consequentemente, os Cinco Órgãos, necessitam de Energia para que possam executar suas funções energéticas. Essa Energia provém de várias fontes como Energias Celeste e Terrestre, a alimentação, as cores, os sabores etc.

Assim o Movimento Madeira, representado pelo *Gan* (Fígado) em nosso organismo, necessita do sabor ácido/azedo, para fortalecer a Energia do Movimento, consequentemente do Órgão correspondente; o Movimento Fogo, representado pelo *Xin* (Coração), necessita do sabor amargo; o Movimento Terra, representado pelo *Pi* (Baço/Pâncreas), do sabor doce; o Movimento Metal, representado pelo *Pi* (Pulmão), do sabor picante e o Mo-vimento Água, representado pelo *Shen* (Rins), do sabor salgado.

Toda vez que a Energia de um Órgão enfraquece, esse Órgão passa mensagem para o *Pi* (Baço/Pâncreas) e este Órgão faz com que a pessoa sinta vontade de comer algo salgado, doce, picante, amargo ou ácido/azedo, dependendo do Órgão que emitiu a mensagem. Quando se sente a vontade de comer algo salgado, é sinal de que a Energia do *Shen* (Rins) está enfraquecido e, portanto, necessitando que a sua Energia seja fortalecida pelo sabor salgado. Associando-se com o conceito de cor de alimentos visto acima, a pessoa deverá sentir vontade de ingerir alimentos também de cor escura. Deve-se, então, obedecer ao desejo de ingerir alimento salgado e/ou de cor escura.

Além de emitir o sabor que está faltando no organismo, o *Pi* (Baço/Pâncreas) também é o responsável pela recepção e reconhecimento do sabor ingerido. Portanto, quando o *Pi* (Baço/Pâncreas) encontra-se fraco, alterado, a pessoa passa a não sentir o gosto do alimento, não consegue discriminar o sabor e, ás vezes, limita-se a alimentar-se com apenas um determinado tipo de alimento, por exemplo, comer somente arroz e feijão.

O desejo por um determinado sabor pode ser de dois tipos, dependendo do estado energético do Órgão. Há, portanto, o desejo de sabor que pode ser saciado e aquele que não se consegue saciar. O desejo saciável ocorre quando um determinado Órgão está com a sua Energia baixa e exprime o desejo pelo seu sabor correspondente e, depois que o alimento é ingerido, a Energia aumenta e não se sente mais o desejo por este sabor. O desejo insaciável, ao contrário, é aquele em que quanto mais se ingere o sabor mais se tem necessidade desse sabor.

O desejo insaciável ocorre porque o *Qi* de determinado Órgão está com alteração energética muito grande. Esta Energia alterada para menos faz com o que o *Pi* (Baço/Pâncreas) emita o desejo pelo referido sabor o qual, no entanto passa a consumir a Energia do Órgão em vez de aumentá-lo. Esse consumo energético faz o paciente continuar a sentir vontade de ingerir o sabor desse Órgão fraco, entretanto, em ciclo vicioso. O órgão busca Energia no sabor, mas o sabor não consegue repor a Energia, pois o sabor está sendo excessivo para aquela quantidade de Energia do órgão.

Dentro da normalidade, ingerindo-se determinado sabor rotineiramente sem excessos, mantém-se o equilíbrio energético daquele Órgão.

Sabor a mais ou a menos prejudica o equilíbrio energético do Órgão. O hábito de beber cafezinhos, por exemplo, não acarreta problemas quando uma pessoa restringe-se a uma ou duas xícaras de café por dia, que seria quantidade considerada normal; entretanto, se o costume é beber várias xícaras de café por dia e tal costume prolonga-se por muito longo tempo, essa quantidade fixa de cafezinhos gera um excesso do sabor amargo e do sabor doce o que poderá, ao invés de ajudar, prejudicar o equilíbrio energético, afetando o *Xin* (Coração) e o *Pi* (Baço/Pâncreas), e este, consequentemente, afetar o *Gan* (Fígado), por contradominância, causando alterações gástricas (Movimento Terra alterado) e insônia, agitação, excitabilidade (Movimento Madeira alterado). E é claro que a fonte dos sabores doce e amargo não se restringirá somente aos cafezinhos diários, mas também a outros alimentos.

Qual deve ser, então, a quantidade de sabor que o médico deve indicar para que o órgão enfraquecido restabeleça-se, uma vez que a quantidade de sabor a ser ingerida deve ser proporcional à quantidade de Energia atual do Órgão? Como saber se a quantidade de sabor está sendo excessivo ou não, já que não existe nenhum aparelho que meça a quantidade de sabor que o Órgão precisa? Para que o Órgão doente receba a quantidade de Energia ideal para o seu fortalecimento, basta deixar que o próprio organismo controle a quantidade de sabor necessária através do princípios dos Cinco Movimentos. Assim, ao invés de se ingerir o sabor X correspondente ao Órgão doente, deve-se ingerir o sabor-mãe, que gerará o sabor desejado, e não ingerir o sabor-avô, que inibe a geração do sabor X pelo sabor-mãe.

Os diabéticos são sempre orientados a evitar a ingestão de doces, enquanto as pessoas que sofrem de pressão alta são orientadas a ingerir refeições hipossódicas ou até mesmo assódicas. Tirando-se o doce, no primeiro caso, e o salgado, no segundo, estar-se-ia realmente contribuindo para a recuperação de seus respectivos órgãos enfermos? Na verdade, essas medidas contribuem apenas em parte, e não efetivamente, no processo de cura, pois à medida em que esses Órgãos forem se fortalecendo, eles necessitarão de uma determinada quantidade de Energia vinda desses sabores. No caso dos diabéticos, então, deve-se, além de evitar a ingestão de doces, ingerir o amargo, que irá gerar a quantidade de doce ideal à medida em que o *Pi* (Baço/Pâncreas) lhe for "pedindo". Ao mesmo tempo, deve-se evitar o ácido/azedo, que inibe o doce gerado pelo amargo, pois a dominância prevalece sobre a geração. No caso dos hipertensos, deve-se evitar o sabor salgado, ingerir o sabor picante, que gerará o sabor salgado que o *Shen* (Rins) for necessitando, e evitar o sabor doce, sabor-avô do salgado. Pode-se argumentar que, tirando-se, por exemplo, o sabor doce, sabor-avô do salgado, está-se prejudicando o *Fei* (Pulmão), pois o sabor doce é o sabor-mãe do *Fei* (Pulmão); deve-se lembrar, entretanto, que o sabor é uma das várias fontes de onde os Órgãos buscam Energia. Portanto, através dessas medidas, estar-se-á efetivamente ajudando na recuperação dos órgãos doentes.

6

FUNÇÕES E CLASSIFICAÇÃO ENERGÉTICA DOS ALIMENTOS

A partir da fase trofoblástica, o feto vive às custas dos alimentos. Até o nascimento, recebe, por via placentária, a Energia e os nutrientes da progenitora. Após o nascimento, passa a viver a partir do "Qi Adquirido", que fornece a matéria para produzir o corpo físico, o mental e a Energia para movimentá-lo.

Os alimentos Celeste e Terrestre são responsáveis pela formação, manutenção e reparação do corpo, assim como têm a função de neutralizar e eliminar as Energias adversas, constituindo as funções energéticas dos alimentos:

- Nutrir o corpo de Energia, de Essência e de Matéria. Função básica dos alimentos energéticos e nutritivos.
- Fortalecer energeticamente o Tubo Digestivo, quer potencializando a secreção de enzimas digestivas (tomate, cebola, alga, arroz...), quer promovendo os movimentos do Tubo Digestivo (fibras, verduras, frutas, arroz...).
- Corrigir as alterações energéticas do Tubo Digestivo. Os alimentos têm a capacidade

de harmonizar as funções energéticas do *Pi* (Baço/Pâncreas)/*Wei* (Estômago) (alho, cebola, pepino, tomate, carne de vaca...) e as funções energéticas dos Intestinos (berinjela, cebola, nabo, gergelim, carne de vaca...).

– Repor as perdas energéticas e de matéria. São os tônicos de Energia e de *Xue* (Sangue) (carpa, carnes, espinafre japonês, ovos, feijão preto...).

– Neutralizar, eliminar as Energias turvas e substâncias tóxicas. É a função desintoxicante, importante na manutenção da saúde (feijão preto, pepino, melão, *natô*, girassol...).

NUTRIENTES

Os nutrientes são a parte material (*Yin* do *Yin*) dos alimentos, constituídos de água, proteínas, hidratos de carbono, gorduras, sais minerais e vitaminas. Cada um deles desempenha o seu papel na formação, no crescimento, no desenvolvimento e na manutenção do organismo.

O conhecimento das suas funções energéticas e fisiológicas, do seu modo de ação, das desordens provocadas pela sua falta e, principalmente, das fontes destes nutrientes é importante na orientação dietética.

O modo de ação destes nutrientes, principalmente o dos micronutrientes, vem esclarecer em parte o mecanismo de atuação dos alimentos contidos nos conceitos antigos da Medicina Tradicional Chinesa sobre a alimentação.

O estudo complementar destas duas visões dos alimentos, a energética e a dos nutrientes, certamente irá esclarecer adequadamente o que a alimentação representa para o organismo, o seu papel na formação da forma e as funções energéticas de gerar as atividades do corpo.

SUBSTÂNCIAS: FUNÇÕES E FONTES

ÁGUA

FUNÇÕES

Estruturação das células; solvente para as transformações e metabolismos celulares; veículo para íons; transporte para nutrientes e produtos de degradação; regulação da temperatura corporal; água exógena e endógena (*Jin Ye*).

EFEITOS DA DEFICIÊNCIA
Sede, língua seca, desidratação, anidremia, urina de alta densidade, perda da função renal (acídose, oligúria, uremia, morte).

EFEITOS DO EXCESSO
Desconforto abdominal, cefaléia, cãibras (água sem sal), intoxicação, convulsões, edema e insuficiência circulatória.

FONTES
Água *in natura*, todos os alimentos, água das frutas.

PROTEÍNAS

FUNÇÕES
Proporcionam aminoácidos para o crescimento e para a recuperação das células teciduais; solutos para o equilíbrio osmótico; íons em equilíbrio ácido-básico; com os grupos protéicos formam hemoglobina, nucleoproteínas, glicoproteínas e lipoproteínas, enzimas, hormônios, substâncias respiratórias celulares, anticorpos. Estruturas dos tecidos. Fontes de energia.

EFEITOS DA DEFICIÊNCIA
Lassidão, distensão abdominal, edema, depleção das proteínas plasmáticas, balanço nitrogenado negativo, *Kwashiokor* (desnutrição protéica), marasmo (destruição calórico-protéica).

EFEITOS DO EXCESSO
A ingestão prolongada de alto teor protéico provavelmente não é nociva. Importante em certas anormalidades envolvendo o metabolismo dos aminoácidos e proteínas.

FONTES
Leite, ovos, carne, peixe, aves, queijo, soja, ervilha, feijão, cereais, nozes, lentilhas, espinafre japonês.

CARBOIDRATOS

FUNÇÕES
Fontes rápidas de energia; anticetogênicos; estruturação das células;

anticorpos; fontes de calorias armazenadas (glicogênio e gordura); conversão da gordura; ressíntese de aminoácidos; resíduos.

EFEITOS DA DEFICIÊNCIA

Cetose, se a ingestão de proteína for inferior a 15% das calorias ou na fome; perda ponderal, se as calorias totais foram baixas.

EFEITOS DO EXCESSO

Excesso de peso, se o total de calorias for elevado. Várias síndromes devidas a erros inatos do metabolismo do açúcar.

FONTES

Leite, cereais, frutas, sacarose, amiláceos, vegetais.

GORDURAS

FUNÇÕES

Fontes concentradas de energia; proteção física para os vasos sanguíneos, nervos, órgãos; fazem parte da estrutura dos tecidos corporais, membranas celulares e núcleos; veículos para a absorção de vitaminas (A, D, E e K); evitam a necessidade de ingestão de grandes volumes de alimentos; economizam proteína, vitamina A e tiamina; proporcionam o aumento de ácido linoléico.

EFEITOS DA DEFICIÊNCIA

Desejo de alimentar-se com a gordura; perda ponderal; alterações cutâneas, com as ingestões muito baixas de ácido linoléico.

EFEITOS DO EXCESSO

Excesso de peso; sintomas abdominais na hiperlipidemia; as ingestões excessivas de colesterol podem ser nocivas nos portadores das doenças do Frio.

FONTES

Leite, manteiga, gema de ovo, gordura de porco, carne, peixe, queijo, nozes, óleos vegetais, sementes oleaginosas.

CÁLCIO

FUNÇÕES

Estruturas dos ossos e dentes; contração muscular; condução do nervo;

coagulação sanguínea; ação na contração cardíaca; produção de leite; regulação da permeabilidade da membrana celular; manutenção da permeabilidade capilar; ativação do sistema enzimático; formação do cimento intercelular.

FISIOLOGIA

Absorvido pela porção superior do intestino delgado; absorção ajudada pela vitamina D, lactose, e dificultada pelo excesso de ácido oxálico, ácido fítico, gordura, resíduo e fosfato, na dieta. Depositado nas trabéculas ósseas e mantido em equilíbrio dinâmico com os tecidos orgânicos, por meio da ação do paratormônio.

EFEITOS DA DEFICIÊNCIA

Mineralização deficiente dos ossos e dentes, osteomalácia, osteoporose, tetania, raquitismo, retardo de crescimento estatural.

FONTES

Leite, queijo, folhas verdes, salmão, mexilhões, ostras.

CLORETO

FUNÇÕES

Pressão osmótica; equilíbrio ácido-básico; HC_1 no suco gástrico.

FISIOLOGIA

Rapidamente absorvido; cerca de 92% do que é ingerido é excretado pela urina, nas vezes e no suor; constitui cerca de 2/3 dos ânions plasmáticos, nos líquidos intracelulares; a ingestão e a eliminação do sódio são paralelas.

EFEITOS DA DEFICIÊNCIA

A alcalose hipoclorêmica pode ocorrer com vômitos prolongados ou sudorese excessiva, com o uso de líquidos parenterais (glicose), falta de sal e com tratamento excessivo com ACTH.

FONTES

Sal de mesa, carne, leite, ovos, frutos do mar.

COBRE

FUNÇÕES
Essencial para a produção de hemácias; catalisador na formação da hemoglobina, absorção de ferro. Associado à atividade da tirosinase, catalase, uricase, oxidase do citrocromo C, deidrase do ácido delta-aminolevulínico (formação de porfirina).

FISIOLOGIA
Transportado no plasma, ligado às proteínas plasmáticas e às ceruloplasminas; presente nos eritrócitos sob forma lábil e, mais estável, na hemocupreínas; concentrações mais elevadas no *Gan* (Fígado) e sistema nervoso central (cerebrocupreína); a excreção é feita principalmente através da parede intestinal e da bile.

EFEITOS DA DEFICIÊNCIA
Pode ser causa de anemia refratária.

FONTES
Fígado, ostras, carnes, peixe, grãos integrais, nozes e legumes.

FLÚOR

FUNÇÕES
Estrutura dos dentes e ossos.

FISIOLOGIA
Retido quando ingerido acima de 0,6 mg/dia; excretado na urina e suor; depositado nos ossos como fluorapatita (equilíbrio dinâmico).

EFEITOS DA DEFICIÊNCIA
Tendência a cárie dental.

FONTES
Água, alimentos marinhos, alimentos vegetais e animais, dependendo do conteúdo, no solo e na água.

IODO

FONTES
Constituinte da tiroxina (T_4) e da triiodotironina (T_3).

FISIOLOGIA
Absorvido no intestino; circula como iodo orgânico e inorgânico; concentra-se seletivamente na tireóide, rapidamente ionizado a um complexo conhecido como tireoglobulina; as enzimas proteolíticas liberam tiroxina e triiodotironina no sangue. Excretado principalmente pela urina.

EFEITOS DA DEFICIÊNCIA
Bócio simples, cretinismo endêmico.

FONTES
Sal iodado, alimentos marinhos, alimentos plantados em áreas não bocígenas.

FERRO

FUNÇÕES
Estrutura da hemoglobina e da mioglobina; para o transporte de O_2 e CO_2; enzimas oxidativas; citocromo C e catalase.

FISIOLOGIA
Absorvido sob a forma ferrosa, ajudado pelo suco gástrico e pelo ácido ascórbico; absorção dificultada pela presença de fibras, ácido fítico, gordura. Transportado no plasma em estado férrico, ligado à transferrina (beta-blobulina); armazenado no fígado, baço, medula óssea e rins como ferritina e hemossiderina; cuidadosamente conservado e reutilizado; perdas mínimas na urina e suor; cerca de 90% da ingestão eliminado pelas fezes.

EFEITOS DA DEFICIÊNCIA
Anemia hipocrônica, microcítica.

FONTES
Fígado, carne, gema de ovo, vegetais verdes, cereais integrais, legumes, nozes.

MAGNÉSIO

FUNÇÕES
Estrutura dos ossos e dentes, ativação das enzimas no metabolismo do carboidrato; metabolismo dos músculos e dos nervos; importante cátion intracelular; essencial a todos os processos metabólicos.

FISIOLOGIA
Principal cátion do tecido mole; localização principalmente intracelular; absorção pelo intestino delgado; excreção urinária; antagonista da ação do cálcio.

EFEITOS DA DEFICIÊNCIA
Ocorre na má absorção e nos estados de deficiência; pode exprimir-se clinicamente como tetania; frequentemente associado à hipocalcemia.

FONTES
Cereais, legumes, nozes, carne, leite.

MANGANÊS

FUNÇÕES
Ativação enzimática, especialmente na mitocôndria; estrutura óssea normal; sínteses de macropolissacarídeos.

FISIOLOGIA
Absorção precária pelos intestinos; transportado no plasma; troca elevada na mitocôndria; excreção por via intestinal e urinária.

EFEITOS DA DEFICIÊNCIA
Desconhecidos.

FONTES
Legumes, nozes, cereais integrais, folhas verdes, alho, agrião, alface, amendoim, feijão, milho, pêssego.

MOLIBDÊNIO

FUNÇÕES
Componentes de enzimas; oxidase da xantina para a conversão em

ácido úrico e mobilização de ferritina no fígado, oxidase do aldeído hepático.

FISIOLOGIA
Absorvido no intestino; excretado na urina e um pouco na bile.

EFEITOS DA DEFICIÊNCIA
Não observados no homem.

FONTES
Legumes, cereais, folhas verde-escuro, vísceras dos animais.

FÓSFORO

FUNÇÕES
Constituinte dos ossos e dentes; estrutura dos músculos e do citoplasma de todas as células; equilíbrio ácido-básico; posição chave nas transformações energéticas e na transmissão dos impulsos nervosos; metabolismo do carboidrato, da proteína e da gordura.

FISIOLOGIA
Cerca de 70% do ingerido é absorvido no intestino como fosfato livre; implicado na absorção intestinal da vitamina D e sua retenção renal; excretado na urina e nas fezes; está no sangue como fosfolipídios, ésteres orgânicos.

EFEITOS DA DEFICIÊNCIA
Pode produzir o raquitismo durante o crescimento rápido e nos bebês de muito baixo peso, com baixas ingestões tanto de fósforo quanto de cálcio; fraqueza muscular.

FONTES
Leite, produtos lácteos, gema de ovo, alimentos frescos, legumes, nozes, cereais integrais.

POTÁSSIO

FUNÇÕES
Contração muscular, condução do impulso nervoso; pressão osmótica intracelular e balanço hídrico; ritmo cardíaco.

FISIOLOGIA
Principalmente intracelular; absorção pela via intestinal; excreção na urina, no suor e nas fezes.

EFEITOS DA DEFICIÊNCIA
Durante a fome e em estados patológicos, como diarréia, acidose diabética, excesso de ACTH: debilidade muscular, anorexia, náuseas, distensão abdominal, irritabilidade, sonolência, confusão, taquicardia; sua deficiência acentua os efeitos do sódio.

FONTES
Todos alimentos.

SÓDIO

FUNÇÕES
Pressão osmótica; equilíbrio ácido-básico; equilíbrio hídrico, fisiologia muscular e nervosa.

FISIOLOGIA
Absorvido pelo intestino; excretado principalmente na urina, paralelamente à ingestão; excreção renal controlada pelo hormônico corticoadrenal; cátion extracelular.

EFEITOS DA DEFICIÊNCIA
Náuseas, diarréia, cãibras musculares e desidratação.

FONTES
Sal de mesa, alimentos frescos, leite, ovos, compostos de sódio, como fermento, glutamato, condimentos e conservantes de alimentos.

ENXOFRE

FUNÇÕES
Constituinte de toda a proteína celular; cocarboxilase; melanina; mucopolissacarídeos das secreções mucosas, humor vítreo, líquido sinovial, tecido conjuntivo, cartilagem, herarina, insulina; metabolismo do tecido nervoso.

FISIOLOGIA

As únicas fontes utilizadas são a cistina e a metionina; as formas inorgânicas não são utilizadas pelo organismo; excretado como sulfato, via urina e bile.

EFEITOS DA DEFICIÊNCIA

Desconhecidos; o retardo do crescimento na deficiência protéica pode ser devido, em parte, à deficiência de aminoácidos contendo enxofre.

FONTES

Os alimentos protéicos contém cerca de 1%.

ZINCO

FUNÇÕES

Constituinte de várias enzimas; anidrase carbônica (nas hemácias); é essencial para a troca de CO_2; carboxipeptidase do intestino, para a hidrólise protéica; desidrogenase do fígado.

FISIOLOGIA

Encontrado no fígado e vísceras de animais, músculos, ossos, hemácias e leucócitos; concentração tecidual mais elevada nos jovens; excretado nos intestinos.

EFEITOS DA DEFICIÊNCIA

Nanismo, anemia por deficiência de ferro, hepatoesplenomegalia, hiperpigmentação e hipogonadismo nos jovens de sexo masculino, acrodermatite enteropática.

FONTES

VITAMINAS: FISIOLOGIA

VITAMINA A

– Retinol (Vitamina A_1): é um álcool de alto peso molecular.
– Provitamina A: pigmentos da planta, alfa, beta e gamacarotenos e criptoxantina.

CARACTERÍSTICAS

Lipossolúvel; insolúvel na água; estável ao calor e à temperatura habitual de cocção; destruída pelo ressecamento, oxidação e temperaturas demasiadamente altas.

METABOLISMO
A bile é necessária para a absorção das provitaminas. A transformação das provitaminas ocorre principalmente nas paredes do intestino e, até certo ponto, no fígado. A vitamina A e as provitaminas são armazenadas no fígado. A absorção de ambas é facilitada pela presença de gordura e prejudicadas pela ingestão de óleo mineral ou por distúrbio na absorção de gordura. A vitamina E diminui as duas no intestino.

AÇÃO BIOQUÍMICA
O aldeído da vitamina A é o retinol, que se combina com proteínas específicas para formar o pigmento rodopsina, para a visão com pouca luz; desenvolvimento ósseo e dos dentes; formação e maturação do epitélio da pele, olhos, trato digestivo, respiratório e reprodutor.

EFEITOS DA DEFICIÊNCIA
Nictalopia, fotofobia, xeroftalmia, conjuntivite, queratomalácia, levando à cegueira; distúrbio da formação óssea epifisária; defeito do esmalte dentário, ceratinização das mucosas e da pele; retardo do crescimento.

FONTES
Fígado, óleo de fígado de peixe, leite integral, produtos da gordura de leite, gema de ovo, margarinas enriquecidas, carotenóides das plantas e vegetais verdes, frutas e vegetais amarelos.

COMPLEXO VITAMINICO B

TIAMINA: VITAMINA B$_1$

Vitamina antiberibérica, aneurina.

CARACTERÍSTICAS
Hidrossolúvel e solúvel ao álcool; insolúvel na gordura; estável em solução ligeiramente ácida; lábil ao calor, álcali e sulfitos.

METABOLISMO
Absorvida nos intestinos delgado e grosso; combina-se com fosfato em todas as células para formar pirosfato de tiamina (cocarboxilase); reservas

orgânicas limitadas; excesso excretado pela urina; destruída no organismo com a ingestão de peixes crus ou mexilhões, que contém tiaminases. Diminuição da absorção nos distúrbios gastrintestinais persistentes.

AÇÃO BIOQUÍMICA
Componente das carboxilases, que agem em várias descarboxilações oxidativas, inclusive a do ácido pirúvico.

EFEITOS DA DEFICIÊNCIA
Beribéri – estágios iniciais; fadiga fácil, irritabilidade, instabilidade emocional, anorexia. Mais tarde: indigestão, constipação, cefaléia, insônia, taquicardia após exercício. Estágio final: polineurite, insuficiência cardíaca, edema.

FONTES
Fígado, carne, especialmente de porco, leite, cereais integrais ou enriquecidos, gérmen de trigo, legumes, nozes.

RIBOFLAVINA: VITAMINA B_2

CARACTERÍSTICAS
Pouco solúvel em água; sensível à luz e aos álcalis; estável ao calor, à oxidação e ao ácido.

METABOLISMO
Absorvida nos intestinos; reserva limitada nos tecidos; excesso excretado pela urina; cuidadosamente retida quando a ingestão for baixa e excretada quando for elevada. Absorção dificultada pela acloridria, diarréia, vômito. Utilização maior com o aumento do metabolismo. Essencial para a liberação da energia dentro da célula.

AÇÃO BIOQUÍMICA
Constituinte de duas coenzimas que são componentes de enzimas da flavoproteína, importante na transferência de hidrogênio em várias reações; aminoácidos, metabolismo de ácido graxos e carboidratos e respiração celular. Pigmento retiniano do olho para a adaptação à luz.

EFEITOS DA DEFICIÊNCIA
Arriboflavinose com sintomas iniciais; fotofobia, visão embaçada, ardor e coceira nos olhos, vascularização corneana, deficiência de crescimento.

FONTES
Leite, queijo, fígado e outras vísceras, ovos, carnes, peixes, folhas verdes, cereais integrais ou enriquecidos, mel, espinafre, banana.

NIACINA: VITAMINA DO COMPLEXO B
Nicotinamida, ácido nicotínico, vitamina antipelagra.

CARACTERÍSTICAS
Solúvel em água e no álcool; estável em ácido; álcali, luz, calor, oxidação.

METABOLISMO
Absorvida no intestino delgado; reserva limitada; excesso excretado na urina; sintetizada no organismo a partir do triptofano.

AÇÃO BIOQUÍMICA
Constituinte ativo das coenzimas I e II; cofatores nos sistemas de desidrogenases.

EFEITOS DA DEFICIÊNCIA
Pelagra, síndrome de deficiência múltipla do complexo B, com sintomas iniciais; fadiga, anorexia, perda de peso, cefaléia.

FONTES
Carnes, peixe, aves, fígado, cereais integrais e enriquecidos, folhas verdes, amendoim, alimentos protéicos em geral.

FALACINA: VITAMINA DO COMPLEXO B

Grupo de vitaminas contendo o anel pteridino, ácido paramino-benzóico e ácido glutâmico (PGA), ácido folínico, fator *citrovorum*; leucovorina.

CARACTERÍSTICAS
Pouco solúvel na água; lábil ao calor, luz, ácido.

METABOLISMO
Síntese pelas bactérias intestinais.
Excretado na urina e nas fezes quando em quantidades acima do nível.

AÇÃO BIOQUÍMICA
Participa na síntese das purinas, pirimidinas, nucleoproteínas e grupo metílicos.

EFEITOS DA DEFICIÊNCIA
Anemia megaloblástica (no lactente e na gravidez).

FONTES
Fígado, vegetais verdes, nozes, cereais, queijo.

PIRIDOXINA: VITAMINA B_6
Três formas ativas: piradoxima, pridoxal, piridoxamina.

CARACTERÍSTICAS
Hidrossolúvel; destruída pela luz ultravioleta e pelo calor. A vitamina B_6 é essencial para a conversão das coenzimas.

METABOLISMO
A absorção rápida no tecido para formar coenzimas; síntese intestinal importante.

AÇÃO BIOQUÍMICA
Constituinte das coenzimas para o metabolismo dos aminoácidos; descarboxilação, transaminação, transulfuração, conversão do triptofano em niacina; metabolismo de gorduras.

EFEITOS DA DEFICIÊNCIA
Lactentes: irritabilidade, convulsões, anemia hipocrômica; neurite periférica com uso de isoniazida, um antagonista da vitamina B_6.

FONTES
Carne, fígado, rins, cereais integrais, amendoim, soja.

COBALAMINA: VITAMINA B12

Grupo de compostos de cobalto-vitamina B_{12}; fator de anemia antiperniciosa; fator extrínseco de Castle; fator de proteína animal (FPA).

CARACTERÍSTICAS

Levemente solúvel na água; estável ao calor, em solução neutra; lábil em solução ácidas ou alcalinas; destruída pela luz.

METABOLISMO

Fator intrínseco de Castle, no estômago, necessário para a absorção.

AÇÃO BIOQUÍMICA

Transferência das unidades purínicas de um carbono e metabolismo do grupo lábil-metil; essencial para maturação das hemácias na medula óssea; metabolismo do sistema nervoso.

EFEITOS DA DEFICIÊNCIA

Anemia perniciosa juvenil devida ao defeito de absorção; secundária também à gastrectomia, doença celíaca, lesões inflamatórias do intestino delgado.

FONTES

Carnes e músculos de órgãos, peixes, ovos, leite e queijo.

VITAMINA C

Ácido ascórbico: vitamina C, vitamina antiescorbuto.

CARACTERÍSTICAS

Hidrossolúvel: facilmente oxidada; sua oxidação é acelerada por calor, luz, álcali, enzimas oxidativas, traços de cobre e ferro; bastante estável em soluções ácidas e temperaturas baixas.

METABOLISMO

Absorção rápida nos intestinos; os níveis baixos no plasma refletem a ingestão diária, enquanto que a concentração nos leucócitos reflete o nível tecidual; o excesso é excretado na urina; pequeno armazenamento tecidual, porém altas concentrações nos tecidos glandulares; o ser humano pode sintetizá-la da glicose; o ácido desidroascórbico, primeiro produto de oxidação, é biologicamente ativo.

AÇÃO BIOQUÍMICA

Estrutura e manutenção da substância intercelular em todos os tecidos; facilita a absorção de ferro, conversão de ácido fólico em folínico; provável coenzima no metabolismo da tirosina. Contribui para a atividade da desidrogenase succínica e da fosfatase sérica nos lactentes, porém não nos adultos.

EFEITOS DA DEFICIÊNCIA

Escorbuto: os sintomas inicias são irritabilidade e crescimento lento; susceptibilidade às infecções; hemorragias; cicatrização deficiente.

FONTES

Frutas cítricas, tomates, frutas de sabor ácido/azedo, repolho, vegetais verdes. O cozimento neutraliza a vitamina.

VITAMINA D

Grupo de esteróis com atividades fisiológicas semelhantes. A D_2 calciferol é o ergosterol ativo. A vitamina D_3 é o 7-deidrocolesterol ativado.

CARACTERÍSTICAS

Lipossolúvel, estável ao calor, ácido, álcali e oxidação.

METABOLISMO

Absorvida no intestino com a gordura, sendo necessária a presença dos sais biliares. A provitamina D_3 é sintetizada na pele, convertida em vitamina pela irradiação ultravioleta e absorvida. O calciferol é convertido em 25-HCC (25-hidroxicolecalciferol) no fígado; a 25 HCC é um intermediário do metabolismo mais potente do 1,25-diidrocolecalciferol, que é secretado sob a forma de hormônio pelos rins.

AÇÃO BIOQUÍMICA

Raquitismo (os altos níveis de fosfatase sérica aparecem antes da deformidade óssea), tetania infantil, déficit de crescimento, osteomalácia.

FONTES

Leite e margarina enriquecidos com a vitamina D, óleo de fígado de peixe, exposição à luz solar e outras fontes de ultravioleta.

VITAMINA E

Grupo de compostos químicos, os tocoferóis, relacionados com atividades biológicas semelhantes.

CARACTERÍSTICAS
Lipossolúvel: estável ao calor, na ausência de oxigênio; instável à luz ultravioleta, ao álcali; facilmente oxidável pelo oxigênio, ferro, chumbo, gorduras rançosas. Antioxidante nos alimentos e no organismo.

METABOLISMO
Maturação e diferenciação celulares. Minimiza a oxidação do caroteno, vitamina A e ácido linoléico no intestino. Possivelmente relacionada ao metabolismo do músculo e à fragilidade da hemácia.

EFEITOS DA DEFICIÊNCIA
Antioxidante; importante para a integridade da membrana celular, do retículo endoplasmático e funções energéticas oxidativas da mitocôndria; necessidades relacionadas à ingestão de gorduras poliinsaturadas; pode estar implicada na hemólise dos lactentes prematuros.

FONTES
Óleo de germes de várias sementes, folhas verdes, nozes, legumes.

VITAMINA K

Grupo de compostos, os nafroquinonas, com atividades biológicas semelhantes.

CARACTERÍSTICAS
Os compostos naturais são lipossolúveis, têm sido criados vários produtos hidrossilúveis; estável ao calor e agentes redutores; lábil aos agentes oxidantes, ácidos fortes, álcalis, álcool, luz.

METABOLISMO
Os sais biliares são necessários para a absorção intestinal das formas lipossolúveis. Reserva limitada no fígado; sintetizada pelos microorganismos intestinais.

AÇÃO BIOQUÍMICA
Necessária para a formação de protrombina e, em consequência, à coagulação sanguínea normal; os fatores de coagulação II, VII, IX e X são dependentes da vitamina K.

EFEITOS DA DEFICIÊNCIA
Manifestações hemorrágicas, resultantes da síntese deficiente de vitamina K (recém-nascido, uso prolongado de sulfonamida e antibióticos).

7
CLASSIFICAÇÃO DOS ALIMENTOS

Os alimentos da Terra, dada a sua importância, o seu modo de ação, os efeitos sobre o corpo, serão abordados da seguinte maneira:

- Sementes:
  Grãos,
  Feijões,
  Sementes Oleaginosas.
- De origem animal e seus derivados.
- Peixes e crustáceos.
- Vegetais terrestres:
  Hortaliças, legumes, raízes,
  Frutas,
  Condimentos.
- Vegetais marinhos:
  Algas marinhas.

Os alimentos são, portanto, de diferentes tipos, cada qual com a sua importância energética, cuja associação fornece a harmonia energética. O extremismo, ser vegetariano puro ou ser carnívoro, é o fator determinante do desregramento alimentar que provoca distúrbios energéticos, principalmente do *Pi* (Baço/Pâncreas).

Saber harmonizar os alimentos, saber das necessidades do corpo e saber intervir com os alimentos adequados são os preceitos fundamentais da dietética energética.

Os seres vivos mais superiores, os peixes, os animais, o Ser Humano, dependem exclusivamente do reino vegetal, pois os vegetais são os únicos seres vivos que conseguem transformar os produtos inorgânicos em orgânicos que são necessários para a adaptação alimentar dos demais seres. A manutenção do ecossistema, com suas cadeias alimentares compostas de produtores, consumidores e decompositores, constitui o fator básico e primordial para alimentação sadia e plena que irá beneficiar e manter a saúde do Ser Humano.

SEMENTES EM GERAL

As sementes têm a característica de conservar a Essência da planta. As sementes contêm todos os nutrientes e Energia necessários para gerar uma nova vida. A polpa das frutas contém substâncias para proporcionar a nutrição e a Energia para a nova vida em crescimento até o aparecimento das funções energéticas das raízes e das folhas.

A associação da fruta com a semente constitui um alimento balanceado, contendo todos os ingredientes para gerar, crescer e desenvolver a nova planta.

A vitalidade contida na semente pode ser mantida por anos, ou mesmo por séculos. Assim, ingerindo-se as sementes e as frutas, esta vitalidade inerente a elas é transmitida para o Ser Humano.

CONSTITUIÇÃO ENERGÉTICA DAS FLORES E DAS SEMENTES

Para os órgãos reprodutores da planta converge toda a Essência Sexual, de característica *Yin*, que necessita para a sua consolidação da presença de Energia Celeste, de característica *Yang*, potente e crescente, que é captada pelas pétalas da flor.

A união destas duas Energias – a Essência Sexual (vitalidade da planta) e a Energia Vital (proveniente da Energia Celeste) – vai dar as características da planta aos gametas e, após a fecundação, às sementes.

As flores, compostas de pétalas, de órgãos reprodutores, representam o processo de assimilação da Energia da planta (*Yang* e *Yin*) com a energia Celeste. É o momento da união da Essência Sexual com a Energia Vital.

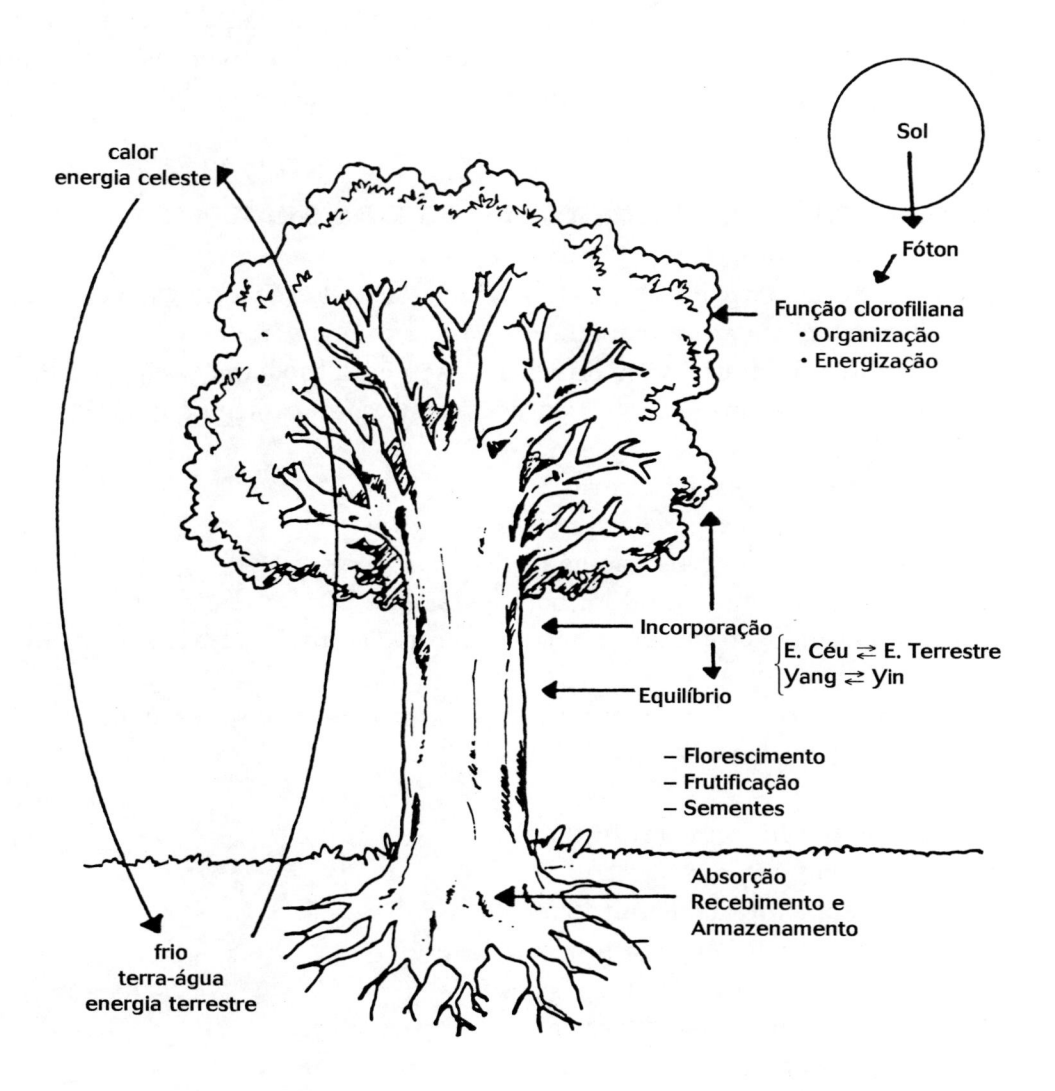

Fig. 7.1

Constituição Energética das Flores, Sementes e Frutos. O ciclo biológico de uma planta é constituído pela aquisição das Energias Celeste e Terrestre, sendo que, para cada vegetal, existe um estado de equilíbrio entre as Energias Celeste e Terrestre. Somente quando ocorre este estado de equilíbrio entre o *Yang* e o *Yin*, é que a planta entra em processo de florescimento, de formação de sementes e de frutos. As flores são formadas para captar Energia Celeste "pura", que se une à Essência Sexual da planta para formar o esperma ou os gametas. No ciclo biológico da planta, quando existe o desequilíbrio entre o *Yang* (excesso de Calor) e o *Yin* (excesso de Água), acontece o não aparecimento das flores.

As sementes encerram dentro de si toda a Essência, a vitalidade, as características e as propriedades da planta de modo que, ao se ingerir a semente, está-se consumindo as características da planta inteira.

As diferentes partes da planta (raízes, folhas, caule, brotos, córtex) apresentam características próprias, que não são da planta inteira e que dependem do contato e da união das duas Energias Universais. Por esta razão as plantas terrestres são consideradas não integrais.

CARACTERÍSTICAS ENERGÉTICAS DAS SEMENTES

A união do *Yang* e do *Yin*, da Essência Sexual e da Energia Vital das sementes pode se dar de maneira mais fraca ou mais intensa.

Dependendo destas características, as sementes podem ser classificadas naquelas que têm mais características *Yang* ou mais características *Yin*.

Sementes com características *Yang*:
- São mais leves.
- São alimentos mais energéticos.
- Necessitam de casca dura para evitar que o *Yang* se dissipe.
- Semeadura profunda na terra e solo mais úmido para a sua germinação.
- Com decocção levemente moderada, proporciona-se a separação do *Yang* e do *Yin*.

Sementes com característica *Yin*:
- São mais pesadas.
- São alimentos mais nutritivos.
- A casca pode ser uma proteção leve.
- Semeadura em terra mais superficial.
- Necessitam de mais Energia Celeste para a germinação.
- Necessitam de decocção mais demorada para separar o *Yang* do *Yin*.

A decocção é uma maneira física de separar os componentes energéticos dos alimentos. Quando as Energias estão altamente compactadas, o cozimento é muitas vezes insuficiente para separá-las, necessitando associar-se a uma outra forma, que é a fermentação, um processo bioquímico. Exemplo típico é o grão de soja, que necessita ser fermentado para o consumo pelo Ser Humano.

SEMENTES OLEAGINOSAS

As sementes constituem a melhor fonte de óleo de melhor qualidade e são facilmente digeridas e absorvidas pelo nosso organismo.

A fonte de gorduras, tanto a dos lípides variáveis ou visíveis, quanto a dos constantes ou invisíveis, é oriunda dos óleos e gorduras presentes nos alimentos animais e vegetais. O nosso organismo pode também sintetizar lípides a partir de carboidratos (açúcar e cereais) e de proteínas.

Porém, existem três ácidos graxos que são essenciais, os quais não são sintetizados pelo nosso organismo, necessitando ser ingeridos já formados como acontece com as vitaminas. Os três ácidos graxos são componentes da vitamina F.

Tanto o ácido linoléico como o ácido linolênico só existem em vegetais: o primeiro é mais encontrado nas sementes (soja, gergelim...), e o outro, nas folhas. Os dois ácidos são encontrados também na parte média dos vegetais, no broto, nos ramos novos e nos botões das flores.

O ácido araquidônico é encontrado na carne e nos alimentos animais e o Ser Humano pode sintetizá-lo a partir do ácido linoléico.

Os óleos ou as gorduras são indispensáveis ao funcionamento celular e são partes integrantes na formação de todos os órgãos.

A ingestão de frutas e sementes nos proporciona a quantidade de óleo necessário; porém, as sementes devem ser combinadas a fim de termos todos os óleos necessários ao organismo e também para se facilitar a absorção de vitaminas lipossolúveis.

O óleo vegetal recupera o cansaço da vida moderna, porém, deve-se comer frutas e sementes que contenham o óleo necessário ao corpo naquele momento e o alimento deve ser rico em gorduras insaturadas.

O grande efeito das frutas e das sementes é o alto poder desintoxicante, promovendo a degradação de catabólitos, a limpeza do sangue e a eliminação, por meio da diurese, das toxinas.

FRUTOS E SEMENTES: O AUMENTO DA VITALIDADE E A REGULAÇÃO DA FUNÇÃO INTESTINAL

Os frutos e as sementes possuem, além dos óleos e das proteínas, grande quantidade de sais minerais e vitaminas, todos eles fáceis de serem digeridos e absorvidos nos intestinos, além de serem transportados de maneira fácil, sem dispêndio de grandes quantidades de Energia, para as mais diferentes partes do corpo e para as células e sua atividade.

Os frutos e as sementes possuem o efeito de facilitar o trânsito intestinal, fortalecer a resistência da parede dos intestinos e lubrificar o conteúdo intestinal. Além disso, têm a função de eliminar os catabólitos do metabolismo, que ficam estagnados nos vasos sanguíneos e nos tecidos, mantendo o sangue limpo, melhorando a circulação sanguínea e aumentando o fluxo sanguíneo para os órgãos, principalmente para o encéfalo, recuperando-o do desgaste e da perda da vitalidade. Com isso, mantém-se o encéfalo ativo, evitando as escleroses arteriais cerebrais.

As sementes têm a propriedade de amornar o corpo, evitando a penetração e a formação do Frio Interno. Esta função é importante, haja visto que, atualmente, a maioria dos alimentos provém de condições artificiais para sua produção e manutenção (estufa, agrotóxicos, conservantes, corantes...). Estas condições são nocivas ao corpo, pois atuam sobre a parte *Yin* dos *Zang Fu* (Órgãos/Vísceras), promovendo o esfriamento e diminuindo a defesa normal do corpo.

Os frutos e as sementes com a propriedade de amornar são os elementos necessários à Energia do nosso organismo, para que promovam a defesa contra o esfriamento.

CLASSIFICAÇÃO ENERGÉTICA DAS SEMENTES

As sementes podem ser classificadas em grãos, feijões e oleaginosas, dependendo das funções energéticas que elas exercem sobre o nosso corpo. As funções energéticas das sementes estão intimamente relacionadas com a sua composição química e energética, sendo que esta é composta das Energias Celeste e Terrestre, que vão dar as características das sementes quanto ao sabor, cheiro e local de ação nos *Zang Fu* (Órgãos/Vísceras).

8

GRÃOS EM GERAL

O Ser Humano depende exclusivamente do reino vegetal para sua sobrevivência alimentar, sendo que esta dependência pode ser direta ou indireta, neste caso, quando se processa o consumo de produtos animais já elaborados a partir dos vegetais. Os animais, por sua vez, dependem diretamente do reino vegetal.

Com o decorrer do tempo, os hábitos alimentares dos seres humanos modificaram-se e, em muitos aspectos, o nosso organismo ainda está em vias de adaptação; com isto, os alimentos ainda não adaptados trazem malefícios para o nosso organismo. Esses alimentos muitas vezes são a origem do mau desenvolvimento corporal, pois tornam-se deficientes no combate às agressões externas, enfraquecendo a Energia dos Órgãos.

O uso constante de grãos e de feijões fornece o balanço nutritivo à vida, sem se alcalinizar o sangue com o uso excessivo dos vegetais e sem promover a acidificação e a intoxicação como ocorre com o uso de alimentos de origem animal. Ambos os extremos são maléficos ao Ser Humano.

Quando ocorre a utilização insuficiente dos grãos e dos feijões é que a alimentação deve ser complementada pelas verduras e não ser feita essencialmente com elas. O uso exclusivo de uma fonte de alimento pode trazer deficiência em nutrientes. Muitas vezes, a toxicidade dos produtos animais não é totalmente neutralizada pelo cozimento e nem pelo uso das verduras com características desintoxicantes (cebolinha, gengibre, alho...), podendo então causar danos aos *Zang Fu* (Órgãos/Vísceras) e assim iniciar o processo de adoecimento.

Atualmente, com a industrialização e a modernização dos métodos de conservação dos alimentos, estes, de modo geral, estão se tornando impróprios para o consumo, por exemplo:

- Os alimentos esbranquiçados (arroz, açúcar, sal...).
- Alimentos com conservantes, aromatizantes, estabilizantes; leite longa vida, gelatina...
- Abuso dos alimentos que não estão de acordo com a fisiologia dos Órgãos; é o caso de uso excessivo da carne, do leite, dos ovos, das verduras.

A utilização constante desses produtos leva a um processo de adoecimento dos Órgãos e, se por ventura, esses já estiverem acometidos, intensificará o adoecer, muitas vezes fazendo com que se passe a gostar excessivamente de um tipo determinado de alimento, recusando-se outras formas. É como acontece na alimentação exclusivamente natural, ou na dieta excessiva de carnes ou de massas.

A maneira de evitar os inconvenientes da alimentação industrializada é fazer alimentação balanceada e misturada, utilizando-se os grãos, os feijões, os vegetais marinhos e terrestres, além dos produtos de origem animal.

Os grãos não esbranquiçados artificialmente (grãos integrais) são ricos em sais e minerais e em outras substâncias indispensáveis para manter o sangue limpo e melhorar a circulação sanguínea. Além disso, não sobrecarregam a digestão, facilitam o trabalho do coração, melhoram as funções energéticas do *Fei* (Pulmão) e os catabólitos são naturalmente eliminados. Os grãos são ricos em Essência que se transforma em Energia pela ação da respiração, fortalecendo, assim, as funções energéticas dos Órgãos e do encéfalo.

A utilização, por exemplo, do arroz branco, acarreta rápida absorção, com consequente elevação da taxa de açúcar no sangue levando a um endurecimento das artérias, o que não acontece com o uso de arroz integral, que atenua esses efeitos deletérios.

Os grãos de modo geral atuam:

– Balanceando as funções energéticas do Tubo Digestivo, melhorando a digestão e a assimilação.
– Preservando a elasticidade dos vasos sanguíneos.
– Aumentando a produção de glóbulos vermelhos.
– Aumentando e repondo a vitalidade dos Órgãos e dos tecidos.
– Favorecendo a eliminação natural dos catabólitos.

O nosso corpo necessita de alimentos naturais que contenham hidratos de carbono, aminoácidos, proteínas em grande quantidade, gorduras, vitaminas, sais minerais, todos encontrados em quantidade necessária nos grãos e nos feijões (feijão preto, azuki, soja, ervilhas...).

Os feijões potencializam a ação dos grãos (arroz, trigo, cevada perolada...) e também ajudam na limpeza do sangue, assim, aumentando a vitalidade celular e evitando a esclerose das artérias.

A alimentação natural deve levar em conta os efeitos energéticos e as complementações dos nutrientes que existem nos grãos e feijões, associados ao uso das hortifrutis que agem como catalisadores do processo digestivo das sementes (grãos, feijões, oleaginosa) e dos produtos de origem animal; a associação de todos esses fatores é essencial para a eliminação de resíduos.

Uma alimentação adequada para o estado energético do corpo e balanceada de acordo com a necessidade do organismo é o preceito básico para se ter longevidade maior, evitando o envelhecimento precoce.

ARROZ INTEGRAL *(Oryza sativa)*

O arroz é uma planta herbácea, própria de terras úmidas e semiúmidas, cujo fruto apresenta sabor doce e característica neutra. Tem ação principalmente no *Gan* (Fígado), no *Fei* (Pulmão) e no *Shen* (Rins).

FUNÇÕES ENERGÉTICAS DO ARROZ INTEGRAL

– Tonifica o *Zhongjiao* (Aquecedor Médio).
– Auxilia o *Qi* (Energia).
– Tonifica o *Pi* (Baço/Pâncreas) e harmoniza o *Wei* (Estômago).
– O caldo de arroz favorece a diurese, apazigua a sede, nutre os Intestinos e o *Wei* (Estômago).

– A decocção do arroz integral torrado fortalece o *Wei* (Estômago) e elimina a Umidade.

A película que reveste os grãos de arroz é rica em hidratos de carbono, óleos, proteínas, vitaminas A, B_1, B_2, B_6, B_{12}, niacina, ácido nicotínico, ácido pantotênico, provitaminas C e E e minerais em grande quantidade. Quando é retirada a película, a maioria destes componentes se perde.

O arroz é constituído energeticamente de Cinco Movimentos, por isso a ingestão de arroz é aproveitada integralmente pelo organismo, não deixando resíduos, ou seja, ele nutre os Cinco *Zang* (Órgãos), dando Matéria e Energia para a formação, manutenção e reposição destes Órgãos. O arroz integral é importante para o início da alimentação para crianças, convalescentes e debilitados, sob a forma de papa de arroz.

O arroz integral, no tubo digestivo, promove a normalização das funções energéticas secretoras e do peristaltismo, favorece a ação da flora bacteriana e da digestão. Com isso, evita a prisão de ventre, a fermentação excessiva (flatulência) e a estagnação de catabólitos alimentares.

A prisão de ventre é uma das causas que provocam doenças internas, pois além da digestão insuficiente e má absorção alimentar, promove a absorção de substâncias tóxicas que turvam o sangue, perturbando o metabolismo celular e, consequentemente, levando à má função dos órgãos e tecidos, resultando, por exemplo, na obesidade, na degeneração celular e na formação do câncer.

Com a melhora da função celular, obtida pela ingestão de arroz integral, melhora-se o fluxo sanguíneo e harmoniza-se a função dos órgãos internos, principalmente a do órgão que mais necessita de oxigênio, que é o encéfalo, pois ativam-se as suas funções energéticas, evitando a congestão de Energia e de *Xue* (Sangue), responsável pelas arritmias cerebrais, neuroses, psicoses, epilepsias, esclerose cerebral, processos degenerativos cerebrais.

O arroz integral contém dois elementos importantes, a vitamina E e o cobalto, que estão relacionados ao sangue e ao sistema circulatório, promovendo a ação tonificante sobre o coração.

A vitamina E é a responsável pela integridade dos vasos sanguíneos, evitando o "endurecimento do sangue" e dos vasos e promovendo um melhor fluxo sanguíneo. Evita as doenças consequentes à lesão dos vasos sanguíneos (hipertensão, diabetes, úlceras e doenças da pele).

O cobalto, juntamente com o ferro, é um dos elementos necessários à função hematopoiética.

O arroz integral, no Tubo Digestivo, transforma-se parte em Essência Alimentar que vai para o *Shen* (Rins) onde, sob processo de *Qi Hua* (Energia de Transformação), transforma-se em *Yuan Qi* (Energia Fonte), que vai nutrir os Órgãos, quer sob a forma de matéria, quer como Energia. Neste processo ocorre o fortalecimento da Energia do *Shen* (Rins), evitando as perdas e repondo as Energias gastas, promovendo o aumento das forças e da vitalidade e impedindo, por exemplo, a infertilidade, os abortos, a fadiga.

O arroz integral tem ação tonificadora sobre o *Shen* (Rins), o *Gan* (Fígado), este pelo efeito na digestão e na assimilação dos alimentos, e sobre o *Fei* (Pulmão), promovendo a difusão das energias provenientes da Essência Alimentar.

Como medicação, o *Oryza sativa* deve ser empregado nos casos de deficiência de *Qi*, cujas manifestações podem ser transpiração noturna excessiva e febre, e fraquezas, como ocorre nos debilitados, nas convalescenças...

A alimentação de grãos deve ser complementada com a dos feijões em uma proporção de 1:1 1/2, incluindo-se: arroz integral, cevada, feijão preto, feijão azuki.

AVEIA *(Avena sativa, A. bysantina, A. nuda)*

A aveia é uma gramínea anual com duas variedades, a de inverno e a de primavera; os frutos, com pericarpo esbranquiçado ou negro, possuem sabor adocicado e levemente salgado, de característica refrescante e propriedade neutra. Tem ação no *Zhongjiao* (Aquecedor Médio), no *Pi* (Baço/Pâncreas) e no *Wei* (Estômago).

FUNÇÕES ENERGÉTICAS DA AVEIA

– Faz diminuir o *Qi* excedente.
– Fortalece o *Qi* Mediano (*Zhongjiao* – Aquecedor Médio) e os tendões.
– Dissipa a Umidade.

A aveia utilizada é industrializada, chamada pré-cozida, sem a película, mas conservando o gérmen, que armazena ácidos graxos essenciais importantes na síntese das gorduras, dos hormônios, da vitamina E, que são indispensáveis nas atividades dos sistemas nervoso, circulatório, excretor, digestivo e respiratório; a vitamina E age também como desintoxicante.

Os grãos de aveia são ricos em proteínas, vitamina B, ferro, cálcio, hidratos de carbono; agem também na formação do sangue e dos ossos e estimulam as atividades física e mental, principalmente a concentração e o raciocínio.

O efeito de fortalecer o *Zhongjiao* (Aquecedor Médio) da aveia promove a capacidade de melhorar as funções energéticas do *Wei* (Estômago) e do *Pi* (Baço/Pâncreas), por isso a aveia repõe e refaz as Energias gastas, assim como o *Yin Qi* do corpo, correspondente à parte do corpo físico (Matéria); assim, o consumo desse cereal revitaliza o cansaço, dando-lhe boa disposição e fortalecendo o desenvolvimento físico (força muscular).

Ao lado dessa função energética, a presença de fibras contidas na aveia facilita a digestão, pois as fibras regularizam o trânsito intestinal, além de reduzirem o teor de colesterol sérico e da glicemia, por isso auxiliam no tratamento de arteriosclerose e de diabetes. A mucilagem presente nesse cereal tem efeito antiinflamatório das mucosas gástrica e intestinal, ajudando a combater as gastrites e a diarreia.

CEVADA *(Hordeum vulgare)*

A cevada é uma planta herbácea anual, cultivada tanto em climas quentes quanto em frios. Contém proteínas, hidratos de carbono, gordura, celulose, minerais (fósforo, cálcio, magnésio, ferro, potássio), vitaminas (B_{12}), dextrina, substâncias albuminóides...

Da cevada germinada extrai-se o malte, produto rico em maltose, que tem ação favorecedora na digestão dos alimentos farináceos e evita a fermentação dos mesmos nos intestinos, melhorando a flora intestinal normal. Do malte origina-se a cerveja.

A cevada possui sabor doce, levemente salgado, e característica refrescante. Tem ação no *Pi* (Baço/Pâncreas) e no *Wei* (Estômago).

FUNÇÕES ENERGÉTICAS DA CEVADA

– Harmoniza o *Wei* (Estômago) e o *Qi* Mediano.
– Tonifica o *Qi*.
– Refresca o *Xue* (Sangue).
– Favorece a via das Águas.
– Favorece os Intestinos.

Por meio da sua ação sobre o *Qi* Mediano (*Zhongjiao* – Aquecedor Médio), a aveia é reconstituinte da Energia gasta, promovendo o bom funcionamento e a digestão no Tubo Digestivo. A característica refrescante age acalmando o Calor, refrescando o *Xue* (Sangue), corrigindo as estagnações de *Xue* (Sangue) de origem Calor.

Ainda tem efeito no metabolismo das Águas, agindo na sua circulação e eliminação, ajudando no tratamento de edemas e da fraqueza da Energia da Água.

CEVADA PEROLADA *(Coix lacryma)*

É um grão de sabor doce, refrescante e neutro, que tem ação sobre o *Fei* (Pulmão), *Pi* (Baço/Pâncreas) e *Da Chang* (Intestino Grosso).

A cevada perolada contém 18 qualidades de aminoácidos; é rica em proteínas, gorduras, vitaminas, hidratos de carbono e sais minerais.

FUNÇÕES ENERGÉTICAS DA CEVADA PEROLADA

– Tonifica o *Pi* (Baço/Pâncreas) e o *Fei* (Pulmão).
– Elimina a Umidade e os distúrbios provocados pelo Calor (*Yang*).
– Ação diurética.
– Ação antiinflamatória e desintoxicante.
– Sedativo da dor.

A cevada perolada é o fruto de uma planta que tem grande vitalidade e que cresce como uma planta selvagem. Esta condição é transmitida aos grãos e para aqueles que os consomem, uma vez que os grãos transferem esta força vital para o organismo do consumidor.

Possui a propriedade de eliminar rapidamente os catabólitos e as toxinas, por meio da diurese, limpando o sangue e a pele (manchas, irritações, pruridos, eczemas...) e eliminando o mau hálito, o odor da transpiração das axilas e dos pés.

A cevada perolada tem a ação de acelerar o metabolismo celular, promovendo melhor funcionamento dos Cinco Órgãos (*Xin* – Coração, *Gan* – Fígado, *Pi* – Baço/Pâncreas, *Fei* – Pulmão, *Shen* – Rins) e das suas funções energéticas; ainda tem a ação de melhorar a Energia, o processo de cicatrização nas úlceras gástricas, doenças do fígado, dos rins, gengivites, abcessos inflamatórios, corrimento, reumatismo, dores musculares, nevralgias, processos inflamatórios e tumorais (câncer, nódulos, verrugas).

A cevada perolada é conhecida pelo seu efeito anticancerígeno, talvez em decorrência da presença de *Germamium*. Tem efeito anticancerígeno no estômago, intestino grosso e útero. A utilização frequente desse grão evita, então, o aparecimento de tumores nessas regiões ou mesmo tem efeitos curativos no início do processo tumoral.

A raiz de *Coix lacryma* é tonificante do *Gan* (Fígado) e do *Dan* (Vesícula Biliar) e fortalece os Intestinos. O decoto das raízes é utilizado para tratamento de cólicas abdominais, edema, odontalgia, tuberculose pulmonar e pleurite.

MILHO *(Zea mais)*

O milho é um dos vegetais da estação quente, e é um dos mais eficientes na transformação da energia solar para o Ser Humano.

Esse grão apresenta sabor doce, propriedade ligeiramente refrescante e característica neutra. Age no *Da Chang* (Intestino Grosso) e *Wei* (Estômago).

FUNÇÕES ENERGÉTICAS DO MILHO

– Abre o apetite.
– Regulariza o *Zhongjiao* (Aquecedor Médio).
– Acalma o *Xin* (Coração).
– Controla o sangramento.
– Beneficia o *Fei Qi* (Pulmão).
– Beneficia o *Dan* (Vesícula Biliar).
– Tonifica a Energia do *Wei* (Estômago).
– Umedece o *Wei* (Estômago) e o *Pi* (Baço/Pâncreas).
– Diurético leve.
– Diminui a pressão arterial.

A cor amarelada deve-se à alta concentração de carotenóides que se transformam em vitamina A, sob a ação das células do intestino delgado; os carotenóides também têm ação no combate aos radicais livres responsáveis pelo processo degenerativo das gorduras das membranas celulares.

Além da vitamina A, é rico em componentes do complexo B, como a B_1 (tiamina), B_6 (piroxina), ácido pantotênico, vitamina E (tocoferol).

É rico em fósforo, iodo, e possui alto teor de potássio e baixo de sódio. Esta relação é importante, pois os alimentos atuais são ricos em sódio (conservantes), o que acarreta o desequilíbrio, para mais, em favor do sódio. A ingestão de milho reequilibra a relação sódio/potássio do organismo, responsável por inúmeras funções energéticas fisiológicas, como a bomba de sódio e potássio das membranas celulares.

A constituição protéica e vitamínica do milho não é completa. Assim a vitamina C e alguns minerais estão presentes em pequenas quantidades; a proteína zeína, presente no milho, é pobre em aminoácidos, principalmente em lisina e triptofano, que é o precursor da niacina. Por isso, o milho deve ser considerado como complemento de nutrição e não como alimento principal.

ESTIGMA DE MILHO E A ENERGIA DO *Shen* (*RINS*)

O estigma (cabelo) de milho é uma continuação do gineceu da flor. Pode-se fazer o decoto usando-o seco ou cru. Apresenta sabor doce, propriedade neutra, com ação sobre o *Shen* (Rins), *Pangguang* (Bexiga), *Gan* (Fígado), *Xiao Chang* (Intestino Delgado) e *Dan* (Vesícula Biliar).

FUNÇÕES ENERGÉTICAS DO CABELO DE MILHO

- Diurético.
- Elimina o Calor.
- Acalma o *Gan* (Fígado) e favorece o *Dan* (Vesícula Biliar).
- Diminui a hipertensão arterial.
- Diminui a hiperglicemia.

Tem a função de promover a diurese pelo fortalecimento da Energia do *Shen* (Rins), por isso tem efeito nas disfunções urinárias dolorosas provocadas pelo Calor ou pelo cálculo, e nas fraquezas dos membros inferiores com edema, pois esta região, segundo a Medicina Tradicional Chinesa, relaciona-se ao *Shen* (Rins).

O cabelo de milho fortalece também as funções energéticas do *Pangguang* (Bexiga) e tem a capacidade de remover a icterícia, seja de origem *Yang* ou *Yin*, isto pelo efeito tonificador sobre o *Gan Qi* (Energia do Fígado), pelo fato do estigma de milho aumentar a fração *Yin Qi* do *Gan* (Fígado-*Yin*).

O efeito fortalecedor do *Shen* (Rins), ou seja, da Água Orgânica, dado pelo cabelo de milho, promove também o fortalecimento do *Xin* (Coração), podendo melhorar assim o quadro de palpitações, de insônia etc.

Por isso o cabelo de milho pode ser utilizado no tratamento de edemas, dores renais, icterícia provocada pela Energia Perversa Umidade-Calor, assim como de cistites, colecistites, diabetes etc.

O MILHO E O TUBO DIGESTIVO

O milho tem a função energética de aumentar a secreção das enzimas digestivas, de fortalecer e normalizar o *Wei* (Estômago) e os Intestinos. Por isso, age na indigestão, nos quadros de hipocloridria e doenças do aparelho digestivo.

O farelo ou o pericarpo do milho é rico em fibras, celulose e hemicelulose, por isso o uso dessa parte do milho tem a ação de aumentar o peristaltismo, normalizando assim o trânsito intestinal de modo a evitar a prisão de ventre.

O milho tem outra ação que é a de retardar o metabolismo geral do corpo, por meio de sua ação moderadora sobre o glândula tireóide, evitando, desta maneira, a fome e o consumo excessivo de alimentos.

O MILHO E A ARTERIOSCLEROSE

No gérmen de milho estão presentes de 20 a 30% de óleos principalmente de gordura poliinsaturada e desta, 80% é constituído de ácido oléico e ácido linoléico, que são responsáveis pelo metabolismo do colesterol, de modo que o uso de gérmen de trigo evita depósito desta substância na parede dos vasos sanguíneos.

A ESPIGA DE MILHO E O *Shen* (*RINS*)

A espiga de milho, cozida no fogo brando por uma hora, adoçada com mel de abelha, tem a propriedade de tonificar o *Shen-Yin* (Rim-*Yin*), evitando desta maneira a permanência da Energia *Yang* no Exterior durante a noite (fato que causa a transpiração noturna). Por isso o uso de espiga de milho cozida tem a propriedade de combater a transpiração noturna.

TRIGO *(Triticum aestivum, T. vulgaris, T. sativum)*

Considerado um dos cereais mais úteis, dele se produz a farinha.

O trigo apresenta as seguintes propriedades: sabor doce-salgado e característica fresca, ação no *Xin* (Coração), *Pi* (Baço/Pâncreas) e *Shen* (Rins).

Além de suas propriedades nutritivas para o organismo, tem potencialidade essencial para nutrir o *Xin* (Coração) e acalmar o *Shen* (Mente). Estas propriedades do trigo fazem com que se evite o aparecimento de Vazio do *Yin* do *Xin* (Coração-*Yin*) e o Vazio de *Xin Xue* (Sangue do Coração). Quando existe o Vazio de *Yin* e o Vazio de *Xin Xue* (Sangue do Coração), que se manifestam clinicamente por palpitações, insônia, abundância de sonhos, amnésia, calor na palma das mãos, transpiração noturna e calor na planta dos pés, este quadro poderá ser contornado pelo uso rotineiro do trigo.

Outra ação energética do trigo é a de acalmar o *Shen* (Mente) nos casos de instabilidade emocional e desorientação mental. Este último sintoma também pode ser ocasionado por deficiência de Energia dos Órgãos.

FUNÇÕES ENERGÉTICAS DO TRIGO

– Nutre o *Xin* (Coração).
– Fortalece o *Shen* (Rins).
– Elimina o Calor, apazigua a sede.
– Tonifica o Vazio do *Qi*.
– Fortalece os músculos, o *Wei* (Estômago) e os Intestinos.
– Tonifica o *Shen* (Mente).
– Suprime a agitação interna.
– Umedece o *Fei* (Pulmão).

Os grãos integrais do trigo contêm, em proporções adequadas, todos os elementos nutritivos (amido, proteína vegetal, sais minerais, hidratos de carbono...) de que o organismo necessita. Quando se processa o branqueamento dos grãos (farinha branca), perde-se muito das substâncias que promovem a digestão e absorção, dificultando a assimilação da farinha de trigo no Tubo Digestivo; por ter característica amornante, estando estagnada nos Intestinos, causada por exemplo pela deficiência do *Pi* (Baço/Pâncreas), a farinha de trigo provoca a fermentação, ocasionando a distensão abdominal, dificultando mais ainda as funções energéticas dos Intestinos e do *Pi* (Baço/Pâncreas).

Os grãos de trigo podem, após a colheita e durante o armazenamento, dependendo das condições de umidade do ar, temperatura, limpeza e aeração, desenvolver microorganismos, principalmente fungos, que deterioram o produto e podem produzir toxinas prejudiciais ao Ser Humano, especialmente as aflotoxinas, potentes agentes cancerígenos.

Nos moinhos, o grão de trigo é triturado e refinado, transformando-se em farinha. Neste processo, perdem-se as camadas externas e o gérmen, nos quais estão 80% das proteínas, vitaminas, sais minerais e gorduras. A parte central do trigo é rica em carboidratos e glúten e um complexo de proteínas, entre as quais a gliadina e a gluteína. No trigo, falta lisina.

Para se branquear e conservar a farinha, principalmente nos produtos finais, são utilizados corantes, adoçantes, aromatizantes conservantes, enzimas, fermentos e emulsificantes, que têm efeitos tóxicos para o corpo, mas que podem ser neutralizados pela ingestão conjunta de *Allium fistulosum*, *Arctium lappa*, *Solanum Iycopersicum*, com a farinha de trigo.

TRIGO INTEGRAL/FARINHA INTEGRAL

Na periferia dos grãos de trigo está presente o ácido fítico que, nos Intestinos, combina-se com o cálcio, magnésio, ferro e outros minerais, formando compostos insolúveis e inabsorvíveis, que são eliminados com as fezes; como consequência, pode ocorrer a insuficiência destes minerais. Os Intestinos geralmente produzem a enzima fitase que pode parcialmente neutralizar o ácido fítico.

Grãos de farinha integral de trigo podem acumular substâncias tóxicas na periferia do grão como resíduos de agrotóxicos, pesticidas e também poluentes, como o estrôncio radioativo, o mercúrio, o chumbo e o cádmio, que são ávidos pelo trigo e outros grãos integrais. A desintoxicação destas substâncias pode ser obtida utilizando-se grãos de soja fermentado (*natô*), feijão preto e *umebôshi*.

Proteínas de glúten tornam-se tóxicas para as pessoas predispostas, agredindo a parede do intestino delgado, provocando lesão e atrofia da camada interna e, como consequência, manifesta-se pela síndrome de Má Absorção, com assimilação de substâncias estranhas ao organismo, danosas à saúde (doença celíaca). A utilização concomitante de vegetais evita os processos inflamatórios dos Intestinos, fortalecendo-os por meio de consumo de repolho, tomate, cebola, *Allium japonicum*, *Allium porum*.

GÉRMEN DE TRIGO

Os gérmens de trigo têm ação sobre o *Pi* (Baço/Pâncreas) e o *Wei* (Estômago), e apresentam a característica amornante.

Os gérmens de trigo puros constituem fontes naturais de vitaminas B, E, K, proteínas A e E, aminoácidos e sais minerais. São um alimento energético e nutritivo que facilita a digestão e tonifica a ação energética do *Pi* (Baço/Pâncreas).

O gérmen de trigo é um alimento excelente para o desenvolvimento infantil. É um tônico do *Zhongjiao* (Aquecedor Médio) e, para tanto, é utilizado nas afecções do mesmo, por exemplo, diabetes, distensão abdominal, borborigmos, prisão de ventre crônica. Utiliza-se também para as afecções puerperais e nas doenças dos jovens.

9
FEIJÕES

Os feijões de cor vermelha e preta pertencem à classe dos *Phaseolus*, têm ação sobre o *Pi* (Baço/Pâncreas) e o *Wei* (Estômago), apresentam característica refrescante e sabor doce, enquanto a soja – *Clycine max* (G. hispida) possui sabor doce, característica neutra e refrescante, agindo igualmente no *Pi* (Baço/Pâncreas) e no *Wei* (Estômago).

Os *Phaseolus* e a *Glycine max* podem ser utilizados fermentando-os em água salgada, quando passam a apresentar sabor salgado insípido, com características calorífera e sudorífera; agem sobre o *Wei* (Estômago) e o Canal de Energia (Meridiano) *Tai Yang*, constituído pelos *Xiao Chang* (Intestino Delgado) e *Pangguang* (Bexiga).

Os feijões podem ser utilizados para o tratamento de Energia contracorrente (afluxo contrário) do *Wei* (Estômago), que pode manifestar-se por náuseas, e também contra as Energias Perversas alojadas no Canal de Energia *Tai Yang*, por meio de processo de sudorificação. Os feijões eliminam também a Umidade Perversa e a Mucosidade.

FEIJÃO *(Phaseolus)*

O feijão é uma fonte de proteína construtora para todos os tecidos do organismo. O feijão, no Tubo Digestivo, é degradado pela ação enzimática em dois tipos de substâncias: os aminoácidos, responsáveis pela construção, e as purinas, pela multiplicação celular. Estas substâncias são absorvidas e, no fígado, são novamente ressintetizadas formando proteínas próprias do ser humano.

No feijão estão presentes os doze aminoácidos não essenciais e os sete essenciais, porém falta-lhe a metionina. Este aminoácido é encontrado no arroz, enquanto, neste, não existe a lisina, que existe no feijão; enfim, em termos de aminoácidos, a combinação de arroz com o feijão se complementam.

Além do mais, nos feijões estão presentes as fibras insolúveis, encontrando-se a celulose na casca e a pectina, no interior do grão. As fibras são responsáveis pelo peristaltismo intestinal, por isso o consumo de feijões evita o intestino preso e suas consequências, além de ter o efeito de diminuir o colesterol sérico.

Os feijões, além da função nutritiva, têm características de sabor doce, azedo e propriedade neutra; agem sobre o *Pi* (Baço/Pâncreas), o *Wei* (Estômago) e o *Xiao Chang* (Intestino Delgado) e apresentam as seguintes funções energéticas:

– Eliminam a Umidade Perversa.
– Eliminam o Calor *(Yang)*.
– Tonificam o *Pi* (Baço/Pâncreas) e o *Wei* (Estômago).
– Ativam a circulação de Energia, eliminando o *Xue* (Sangue) estagnado.
– Removem o inchaço.
– Ativam o metabolismo da glicose.
– Ação diurética, eliminando o ácido úrico.

FEIJÃO VERMELHO *(Phaseolus radiatus)*

Variedades:
Feijão mulatinho – (*P. vulgaris*)
Feijão caboclo – (*P. timidu*)
Feijão escarlate – (*P. coecinus*)

O feijão vermelho tem ação sobre: reumatismo, ciática, gota, agalactia, infertilidade, cálculo renal, "areia" na urina, diabetes, anúria.

FEIJÃO AZUKI *(Phaseolus calcaratus)*

Apresenta sabor doce, propriedade neutra, age no *Xin* (Coração), no *Shen* (Rins) e nos Intestinos. É rico em cálcio, fósforo, ferro, tiamina, riboflavina e ácido nicotínico.

FUNÇÕES ENERGÉTICAS DO FEIJÃO *AZUKI*

- Aumenta a diurese e o trânsito intestinal.
- Fortalece o *Xin* (Coração).
- Fortalece o *Shen* (Rins).
- Elimina o Calor excedente.
- Dispersa a congestão de *Xue* (Sangue).
- Elimina a Umidade-Calor.

A propriedade do feijão *Azuki* de promover o aumento do trânsito intestinal deve-se à presença na sua casca de grande quantidade de vitamina B. A presença desta vitamina promove a digestão de hidratos de carbono que, sem a presença de vitamina B_1 levam à prisão de ventre e à flatulência.

Juntas, a ação peristáltica dos Intestinos e a ação diurética, funções energéticas principais do feijão *Azuki*, promovem e mantêm limpo o *Xue* (Sangue), com isto melhorando a circulação sanguínea, aumentando a vitalidade e as funções energéticas dos Cinco Órgãos. Assim, o feijão *Azuki* fortalece o trabalho do *Xin* (Coração) e recupera do cansaço.

O feijão *Azuki* é utilizado no tratamento de nefrite pós-parto, doenças renais com edema, fraqueza nas pernas, em especial das grávidas, insuficiências cardíaca e renal, hipogalactia.

No caso das nefrites, doenças renais e fraquezas das pernas, deve-se associar o feijão *Azuki* com *Cassia ocidentalis* e *Sambucus nigra*, fazendo-se a decocção na proporção de 150 g de *Azuki* + 20 g de *Cassia ocidentalis* (fedegoso verdadeiro) e 25 g de *Sambucus nigra* (sabugueiro).

No caso de deficiência de Energia do *Shen* (Rins), edema dos pés, deve-se associar o feijão *Azuki* com a carpa (peixe), fazendo-se um ensopado.

Para insuficiências renal e cardíaca, deve-se misturar 30 g de *Azuki* + 5 g de raiz de *Articum lappa*, fazendo-se a decocção. Tomar três vezes ao dia.

FEIJÃO PRETO *(Phaseolus)*

O feijão de cor preta tem mais características medicinais que as outras variedades. Com o seu sabor doce, características refrescante e neutro, age mais especificamente sobre o *Pi* (Baço/Pâncreas), o *Wei* (Estômago), o *Da Chang* (Intestino Grosso) e o *Shen* (Rins).

O feijão preto é rico em substâncias que normalmente faltam na dieta diária, como a lisina e o triptofano. Também contém a aspargina, que é fundamental no metabolismo, e o ácido glutâmico, que lhe confere o sabor. Contém a urease, que atua no metabolismo do ácido úrico. O ácido linoléico e a lecitina atuam sobre os vasos sanguíneos, evitando o seu envelhecimento e mantendo as funções energéticas do *Xue* (Sangue) íntegras; com isso, o fígado e os rins permanecem com a vitalidade celular.

O feijão preto é rico em sais minerais, destacando-se o ferro e o fósforo. O ferro, para ser melhor absorvido, deve ser transformado da forma ferritina, encontrada nos feijões, para a ferrosa, sob a ação de vitamina C, o que ocorre na luz intestinal. O fósforo é um elemento químico importante na formação dos ossos, juntamente com o cálcio. A presença dos dois (vitamina C e cálcio) no feijão preto facilita a absorção de fósforo na luz intestinal.

FUNÇÕES ENERGÉTICAS DO FEIJÃO PRETO

- Dissolve e elimina as toxinas, os alérgenos e os poluentes.
- É diurético, elimina os líquidos e os catabólitos desnecessários.
- Fortalece o corpo e aumenta a vitalidade, principalmente, do *Xin* (Coração) e do *Shen* (Rins).

É um dos melhores medicamentos no combate à asma. É utilizado no tratamento de reumatismo, edemas, intoxicação pelos alimentos, doenças do coração, úlcera gástrica, gripes, frigidez, impotência sexual masculina e feminina e nos casos de agalactia.

O FEIJÃO PRETO E A DESINTOXICAÇÃO

O feijão preto tem a propriedade de limpar o *Xue* (Sangue), promovendo melhor circulação sanguínea e, em consequência, amorna o corpo aumentando naturalmente a vitalidade e as funções energéticas dos Cinco Órgãos.

O uso comum de feijão preto pelo seu efeito desintoxicante, elimina por meio da diurese as toxinas e os poluentes existentes na alimentação líquida e sólida. Os principais poluentes estão no ar, nos alimentos e na água. Os efeitos nocivos da poluição, da intoxicação aguda ou crônica, dependem essencialmente do estado de saúde ou de Energia dos nossos Órgãos. Estando estes deficientes, um pequeno grau de poluição ou de intoxicação é suficiente para desencadear alterações energéticas. A este estado, costuma-se falar em susceptibilidade ao consumo de determinados alimentos.

Nos alimentos, os poluentes e os tóxicos estão presentes sob diversas formas que vão desde a presença de agrotóxicos, pesticidas, absorção pelos grãos de sais minerais nocivos à saúde, passando pelos conservantes, aromatizantes, adoçantes, enzimas, fermentos, emulsificantes que, de maneira crônica, podem lesar os Órgãos e as Vísceras, assim como acontece com os poluentes do ar, como o dióxido de enxofre. Destes, os derivados de enxofre que têm ação antioxidante (sulfito de sódio, bissulfito de sódio, bissulfato de potássio, metassulfitos de sódio e de potássio) são empregados como preservativos de alimentos de origem animal, vegetal, peixes e crustáceos.

Os nitratos e os nitritos são empregados na conservação de carnes e na manutenção de sua cor vermelha; no Tubo Digestivo transformam-se em nitrosamidas, que são altamente cancerígenas.

Nem sempre a lavagem, o cozimento e a fervura podem retirar os nitritos e os nitratos, os poluentes e os tóxicos do alimento, assim, quando ingeridos, são absorvidos nos Intestinos e caem na circulação sanguínea. Podem ser desintoxicados pela ação do feijão preto, obtendo-se melhores resultados fazendo-se a associação com arroz integral e cevada perolada.

Desta maneira, além de se diminuir o cansaço, mantém-se o corpo sempre desintoxicado.

SOJA *(Glycine max, G. hispida)*

Os grãos de soja apresentam sabor amargo, característica neutra e refrescante, com ação no *Fei* (Pulmão) e no *Wei* (Estômago).

As ações energéticas dos grãos de soja são as de dispersar os sintomas exteriores e de aliviar a inquietação. Têm efeito nas doenças febris, dores de cabeça, calafrios e febre e plenitude torácica.

É um alimento rico em proteínas, gorduras insaturadas, minerais, hidratos de carbono e vitaminas. Apresenta estrutura energética bastante dura e concentrada pela presença de grande quantidade de Energia compactada.

Para amenizar e enfraquecer esta Energia, é necessário o cozimento por longo tempo e/ou a fermentação.

A soja crua contém uma substância que impede a ação da tripsina para a digestão dos hidratos de carbono e também da hemoaglutinina, que "endurece" o sangue. A fervura inativa estas duas substâncias, pois elas são termolábeis.

Com o cozimento, os grãos perdem algumas das qualidades da soja, por isso, para o melhor aproveitamento, são feitos preparos especiais de onde derivam-se o *tofu, shoyu, natô, missô*, leite de soja, lecitina de soja.

BROTO DE SOJA *(Moyashi)*

Apresenta sabor doce e propriedade neutra; tem ação energética no *Pi* (Baço/Pâncreas) e no *Wei* (Estômago). Por isso é um alimento altamente energético, com o efeito de aumentar o *Qi* (Energia). O broto de soja tem esta característica em virtude de estar a planta em crescimento, em desenvolvimento, e o momento em que a Energia, principalmente a *Yang*, está em ampla florescência. É período da dissociação entre as Energias *Yang* e *Yin* da planta.

A Essência do broto de soja é rica em Essência *Yang*, que é absorvida ao nível do *Wei* (Estômago), constituindo a Energia do alimento após a sua transformação.

Além de ser energético, o broto de soja é nutritivo, pois o grão de soja encerra, na matéria, Energia que está altamente compactada, por isso, o grão de soja é duro e difícil de ser cozido. Por este motivo é melhor ser consumido na fase de germinação (broto), quando se inicia a dissociação da Energia com a Matéria.

TIPOS DE BROTO DE SOJA

Provenientes de grãos de soja de cor amarela, verde e de outras cores.

O broto de soja de grãos verdes é o melhor, cuja forma constitui o *Moyashi* que, em termos energéticos, supre mais que o *Panax ginseng* na reconstituição energética.

Desta maneira, o broto de soja verde, moído no liquidificador, sem a água, deve ser dado para os casos em que o doente está com o Vazio de *Qi* extremo, pela grande concentração de *Yang* e de *Yin* contida no broto de soja.

As aplicações do broto de feijão (soja) incluem-se nas afecções de febre de verão, hiperhidrose, edema, tendinite, diarreia e artralgia.

GRÃOS GERMINADOS DE SOJA *(Glycine max)*

Têm sabor e características neutra e refrescante. Agem no *Pi* (Baço/Pâncreas) e no *Wei* (Estômago), harmonizando e tonificando as suas funções energéticas.

Um indivíduo estando no quadro inicial de doença de Calor de Verão, ou das doenças Mornas, com quadro clínico de dores articulares, sensação de peso no corpo, transpiração leve, devem ser utilizados os grãos jovens (não maduros) de soja cozidos.

Os grãos germinados de soja são utilizados também nos quadros instalados de doenças de Calor e Umidade-Calor no *Zhongjiao* (Aquecedor Médio).

Os grãos germinados de soja agem sobre o *Pi* (Baço/Pâncreas) e o *Wei* (Estômago), promovendo a formação do *Jin Ye* (Líquido Orgânico), umedecendo os tecidos, aumentando a diurese, resfriando e limpando os processos lesivos do Calor.

LEITE DE SOJA

O leite de soja, em termos de qualidade, não é excelente, porém é melhor que o do animal (vaca, cabra), pois não tem as toxinas próprias do animal.

É rico em proteínas vegetais, sais minerais, gorduras etc.

NATÔ *(Grãos de soja fermentados)*

Tem ação energética principal nos Intestinos, promovendo melhor digestão, assimilação e peristaltismo intestinal.

Nos grãos fermentados de soja estão presentes as bactérias que impedem a proliferação de germes causadores de putrefação anormal nos Intestinos; quando as bactérias não são neutralizadas, produzem colônias de bactérias que permanecem no Tubo Digestivo e que, quando se associam com o quadro de prisão de ventre, fazem acumular catabólitos nos Intestinos, produzindo toxinas que são absorvidas, constituindo uma das causas do câncer, principalmente no Tubo Digestivo baixo.

Além disso, na parte externa dos grãos de soja fermentados forma-se um ácido que tem a ação de eliminar o estrôncio 90 do corpo, promovendo a limpeza da intoxicação pela radiação.

Com a idade, em decorrência de vários fatores, existe a tendência de se manifestar prisão de ventre, o que facilita os processos acima descritos. O consumo de *natô* (grão de soja fermentado) evita o quadro acima descrito, reduzindo assim o risco de aparecimento do câncer e de processos degenerativos consequentes à absorção de toxinas.

TOFU *(Queijo de Soja)*

Apresenta sabor doce, propriedades refrescante e característica ligeiramente Frio. Age no *Pi* (Baço/Pâncreas), no *Wei* (Estômago) e nos Intestinos.

FUNÇÕES ENERGÉTICAS DO *TOFU*

- Tonifica o *Qi* (Energia).
- Harmoniza e fortalece o *Zhongjiao* (Aquecedor Médio).
- Elimina o Calor e o Calor do *Fei* (Pulmão).
- Neutraliza as toxinas.
- Harmoniza o *Pi* (Baço/Pâncreas) e o *Wei* (Estômago).
- Dissipa a estagnação de *Xue* (Sangue).

Quando os grãos de soja são transformados em *tofu* – queijo de soja – permanecem em grande quantidade os óleos vegetais, compostos de ácido linoléico e ácido oléico, que têm a capacidade de limpar as gorduras do sangue, aumentar a elasticidade dos vasos sanguíneos e, consequentemente, facilitar o trabalho cardíaco.

Além da presença de óleos vegetais, contém sais minerais em grande quantidade que propiciam fácil digestão, aumentando o metabolismo, por isso promovendo a formação de sangue de boa qualidade e acelerando a eliminação de catabólicos; daí o uso de *tofu* no tratamento de obesidade, de diabetes.

Age também como preventivo do envelhecimento, pois aumenta a remoção das células desgastadas, limpa o *Xue* (Sangue), aumenta a quantidade de vitamina do complexo B, promovendo assim melhor metabolismo celular. Enfim, remove e vitaliza as células.

O *tofu*, mesmo em forma de bife, é melhor que o queijo e a carne de origem animal, pois contém proteínas mais puras e de cadeias mais simples; em consequência, é mais facilmente metabolizado pelo nosso organismo. As proteínas de origem animal têm de ser quebradas para mais uma vez formar nova proteína, e tudo com o dispêndio na Energia do *Gan* (Fígado).

O queijo de soja é livre de colesterol, apresentando baixo índice de gordura saturada. É rico em cálcio, ferro, fósforo, complexo B, colinas, vitaminas E e proteínas. Não contém fibras e carboidratos.

O *tofu* é um subproduto da fermentação dos grãos de soja. Neste processo, neutraliza-se, em parte, a grande concentração de Energia que o grão possui. Desta maneira, facilitam-se a sua digestão e absorção no Tubo Digestivo.

A ação energética do *tofu* processa-se tonificando o *Zhongjiao* (Aquecedor Médio), responsável pelo processo de transformação do alimento, e também auxiliando a função do *Pi* (Baço/Pâncreas) e do *Wei* (Estômago), que propicia melhora na função de digestão e absorção do Tubo Digestivo.

O *tofu* neutraliza as toxinas, quer provenientes dos Intestinos, quer do produto de degradação do metabolismo. Essas toxinas podem promover estagnação de Calor Perverso, situação esta que pode ser combatida pelo uso de queijo de soja.

10
SEMENTES OLEAGINOSAS

As sementes oleaginosas são constituídas pelas sementes de alto teor em óleos, dentre as quais estão incluídas amendoins, pistache, castanha, castanha de caju, nozes, amêndoas, amêndoas de pessegueiro etc.

Em relação à nutrição, as sementes oleaginosas são alimentos balanceados, pois nelas estão presentes a Essência e os nutrientes necessários para gerar nova vida, cujo poder pode ser mantido por anos, séculos, conservando e mantendo em si a força energética reprodutora. Quando se ingere as sementes, o organismo humano recebe esta imensa Energia e o alto poder nutritivo, utilizando-os no seu metabolismo.

Em termos de potência energética e nutritiva, essas sementes são diferentes entre si, e também no seu efeito medicinal, porém, de modo geral, não diferem muito, por isso, ingerindo-as de modo alternado, estarão suprindo as nossas necessidades em termos de óleos vegetais, sais minerais e vitaminas.

A mais familiar e de uso mais corriqueiro das sementes oleaginosas é o amendoim (*Arachis hypogea*) que contém cerca de 36 a 50% de óleos. O seu efeito medicinal é decorrente da presença de vitamina B_1, vitamina E, cistina e tiroxina.

AMENDOIM *(Arachis hipogea)*

O amendoim apresenta sabor doce, propriedade neutra e característica amornante. Age no *Pi* (Baço/Pâncreas), no *Wei* (Estômago), nos Intestinos, nos *Shen* (Rins) e no *Fei* (Pulmão).

FUNÇÃO ENERGÉTICAS DO AMENDOIM

– Tonifica o *Zhongjiao* (Aquecedor Médio).
– Harmoniza o *Wei* (Estômago).
– Nutre e umedece o *Fei* (Pulmão).
– Dissolve a Mucosidade.
– Faz circular o *Xue* (Sangue).

AMENDOIM E O SISTEMA DIGESTIVO

A presença de grande quantidade de vitamina B_1 promove o aumento do metabolismo dos hidratos de carbono; os óleos do amendoim são facilmente metabolizados e absorvidos pelo Tubo Digestivo e promovem o aumento do tônus da pele, evitando assim o envelhecimento da mesma.

Dentre os componentes do amendoim, acredita-se que um deles seja a tiroxina, que aumenta o metabolismo basal, evitando a obesidade. Neste caso, associando-se o amendoim com as algas marinhas, que contêm o iodo, produzem-se maiores efeitos sobre metabolismo em geral, promovendo o emagrecimento.

As pessoas que fazem alimentação exclusivamente de vegetais e com grande consumo de arroz integral, com o passar do tempo tornam-se magras, enfraquecidas, com tez azul-esverdeada, sem brilho e pálida. Este quadro clínico é consequente da deficiência de óleo vegetal, pois, no arroz, a quantidade de óleos poliinsaturados é pequena. Esta deficiência pode ser ocasionada pela diminuição da capacidade de absorção no nível dos Intestinos por deficiência das funções energéticas dos Intestinos e do *Pi* (Baço/Pâncreas).

O consumo rotineiro de amendoim corrige esses dois fatores causais do adoecimento. A característica amornante do amendoim evita o acúmulo de

Frio no abdome, que pode ser origem de dores abdominais e da estagnação de Energia e de *Xue* (Sangue) no abdome.

AMENDOIM E CARACTERÍSTICAS SEXUAIS

Devido à presença de substâncias como a vitamina E e a tiroxina no amendoim e ao efeito energético sobre o *Shen* (Rins), o uso de amendoim faz aparecer e crescer os caracteres sexuais delicados, tanto sob o ponto de vista físico quanto mental, definindo de maneira sutil os caracteres sexuais primários e secundários.

Além disso, o amendoim possui a característica de amornar o corpo e de melhorar a circulação sanguínea. Este aspecto é importante para as mulheres que têm propensão ao esfriamento do corpo. A ingestão dos amendoins evita este processo.

A ingestão de bebidas alcoólicas, pela presença de Energia úmida (Umidade Perversa) e quente (Calor Perverso), promove a lesão do *Wei* (Estômago) e do *Pi* (Baço/Pâncreas). Os óleos de origem vegetal, principalmente dos amendoins, protegem a mucosa gástrica contra a ação do álcool. A Energia das sementes oleaginosas age sobre o *Pi* (Baço/Pâncreas), impedindo a ação lesiva do álcool sobre o *Pi Yin* (*Yin* do Baço/Pâncreas), evitando assim o aparecimento da Umidade Interna Perversa, consequentemente, da Umidade-Calor, pois esta resulta da transformação daquela.

AMENDOIM E SISTEMA RESPIRATÓRIO

O amendoim nutre o *Fei* (Pulmão) e promove a umidificação do trato respiratório, combate o estado *Yang* desta região. Por isso o amendoim é útil no tratamento da coqueluche e da tosse seca, que resultam da Plenitude *Yang* do *Fei* (Pulmão/*Yang*), assim como da tuberculose pulmonar, este resultante da presença de Umidade-Calor.

O amendoim tem característica de manter a umidade normal do *Fei* (Pulmão).

CASTANHA *(Castanha sativa)*

O castanheiro é uma planta de clima temperado e de altitude média que floresce em outubro e frutifica de fevereiro a março.

A castanha apresenta sabor doce, propriedade amornante. Age no *Pi* (Baço/Pâncreas), no *Wei* (Estômago) e no *Shen* (Rins); contém hidratos de carbono, sais minerais (fósforo, cálcio e ferro), vitaminas (B, C, D) e proteínas.

FUNÇÕES ENERGÉTICAS DA CASTANHA

– Nutre o *Wei* (Estômago), tonifica o *Pi* (Baço/Pâncreas) e o *Shen* (Rins).
– Tonifica o *Qi* e o *Xue* (Sangue).
– Fortalece os tendões e os ossos.

A castanha, pela sua composição e características energéticas, é um alimento nutritivo e energético.

A ação faz-se em dois níveis: o do *Zhongjiao* (Aquecedor Médio), desta maneira facilitando as funções energéticas do *Wei* (Estômago) e do *Pi* (Baço/Pâncreas) e com isso ocorre melhor aproveitamento das Essências dos alimentos, e no nível do *Xiaojiao* (Aquecedor Inferior), por isso fortalece o *Shen* (Rins) e a formação da Essência Sexual e, consequentemente, de toda a vitalidade celular. Além de ajudar no processo de amadurecimento celular, a castanha repõe as perdas dos nutrientes e da Energia, com isso evitando o envelhecimento precoce.

Nos estados de deficiência de Energia do *Shen* (Rins), pode manifestar-se por alterações do sistema musculoesquelético, por isso a semente da castanheira ajuda no tratamento de lombalgias, sensação de fraqueza da coluna vertebral, dos joelhos, hipodesenvolvimento ponderoestatural, dores osteotendinosas em geral, e também nas doenças internas relacionadas com a deficiência energética do *Shen* (Rins) como bronquites, tosse e asma.

A castanha ajuda também no tratamento de processos mórbidos ligados ao *Zhongjiao* (Aquecedor Médio) como náuseas, vômitos, má digestão, diarreia, desnutrição, anorexia, memória enfraquecida, anemias, fraquezas etc.

A castanha deve ser consumida cozida ou assada, não devendo desprezar-se a película que a envolve, pois é nela que residem as várias características da semente.

Em virtude da característica amornante da castanha, ela não deve ser consumida abusivamente nos meses de calor, pois leva a acúmulo de Calor (Energia *Yang*) e este fato pode alterar as funções energéticas do *Pi* (Baço/Pâncreas), originando um processo de adoecimento relacionado a este Órgão.

GERGELIM *(Sesamum indicum)*

Existem três tipos de sementes de gergelim: as de cor branca, marrom e preta, sendo que o último apresenta mais características medicinais. O óleo de gergelim de uso mais comum é composto destas três variedades.

O gergelim apresenta o sabor doce, característica neutra e ação energética principal no *Fei* (Pulmão), no *Pi* (Baço/Pâncreas), no *Gan* (Fígado) e no *Shen* (Rins), nos quais aumenta a Essência (*Yin*) e fortalece as suas funções energéticas. Igualmente tem efeito tonificador sobre o *Xue* (Sangue).

FUNÇÕES ENERGÉTICAS DO GERGELIM

- Tonifica o *Gan* (Fígado) e o *Shen* (Rins).
- Umedece os Cinco Órgãos e a Secura.
- Consolida o *Qi* dos tendões e dos ossos.
- O gergelim preto nutre o *Yin Qi*.
- Tonifica o *Wei* (Estômago) e os Intestinos.
- Acalma o *Qi* do *Gan* (Fígado).
- Clareia a visão.
- Nutre e refresca o *Xue* (Sangue).
- Libera o efeitos nocivos do Calor Perverso.
- Tônico geral principalmente após hemorragias.

O gergelim é rico em vitamina A, B_1, B_2, E, niacina, cálcio, fósforo, ferro, fibras e, principalmente, em óleos, dos quais 40% é constituído de ácido linoléico, ácido linolênico, ácido araquidônico, ácido oléico e outros.

O óleo de gergelim deve ser empregado nas frituras de produtos vegetais, pois esta combinação evita a perda da Essência das plantas. Também deve ser empregado para pessoas que fazem dieta exclusiva de vegetais, na qual faltam os óleos, principalmente os essenciais.

Dentre as gorduras poliinsaturadas contidas no óleo de gergelim, algumas são essenciais (ácido linoléico e ácido linolênico). O uso de óleo de gergelim é, portanto, importante, uma vez que o nosso organismo é incapaz de sintetizar esses ácidos graxos, que são indispensáveis no transporte de gorduras do sangue, promovendo assim a limpeza de gorduras saturadas sanguíneas, responsáveis pela hipercolesteroremia.

GERGELIM E SISTEMA DIGESTIVO

O gergelim umedece e lubrifica os Intestinos. Esta ação deve-se à presença de ácido linol presente na casca de gergelim, aumentando assim o peristaltismo intestinal, portanto do trânsito do bolo alimentar e ativando também a circulação sanguínea na parede intestinal. Desta maneira evita a prisão de ventre e as hemorróidas. Nas gestantes com prisão de ventre em que o uso de laxativos é contraindicado, deve-se tomar sopa de gergelim para solucionar este inconveniente.

GERGELIM E ENERGIA DO *Shen* (*RINS*)

O gergelim nutre e fortalece a Energia do *Shen* (Rins), com isso aumenta, conserva e repõe a Essência Sexual.

Tem efeito no *Xin* (Coração) por intermédio da ação que exerce sobre o *Shen* (Rins), sendo utilizado no tratamento das taquicardias. O gergelim também conserva e nutre os cabelos, pois estes estão relacionados à atividade energética do *Shen* (Rins), por isso o uso dessa semente evita o branqueamento precoce dos cabelos, pois normaliza a função da melanina.

Quando se associa o gergelim à papa de arroz integral, promove-se o aumento da lactação, pelo efeito que esses produtos exercem sobre o *Ren Mai* (Canal de Energia Curioso do Vaso Concepção), pelo fato deste estar intimamente relacionado à função energética do *Shen* (Rins).

GERGELIM E A ENERGIA DO *Gan* (*FÍGADO*)

O gergelim nutre e fortalece as funções energéticas do *Gan* (Fígado), por isso é utilizado para aumentar a acuidade visual, quer seja diurna, quer noturna, que é promovida pela presença de vitaminas A no gergelim. A partir dos 45 anos, quando começa a diminuir a acuidade visual, é aconselhável ingerir gergelim de modo rotineiro.

Outra ação do gergelim é sobre a hiperexcitabilidade do nervo periférico, que pode levar ao quadro clínico de neurite. O gergelim também tem ação antiinflamatória dos nervos periféricos.

GERGELIM E O *Xue* (*SANGUE*)

O gergelim nutre o *Xue* (Sangue) e aumenta a produção dele pela presença de ferro. Também atua aumentando a resistência da parede dos vasos sanguíneos, além de fortalecer todas as células do corpo.

INDICAÇÕES DE USO DE GERGELIM

A ação fortalecedora sobre o *Gan* (Fígado) e o *Shen* (Rins) confere ao gergelim a propriedade de evitar ou melhorar a maioria dos distúrbios de Energia que levam ao processo de adoecer, pois as doenças, em mulheres, estão geralmente relacionadas aos distúrbios energéticos do *Gan* (Fígado), enquanto, em homens, ao *Shen* (Rins). Assim, deve-se fazer o uso de gergelim:

- Nas afecções energéticas e Vazio de *Qi* dos Cinco Órgãos.
- Para fortalecer o *Shen* (Rins), *Qi* dos ossos e dos tendões.
- Nas deficiências do *Pi* (Baço/Pâncreas) e do *Shen* (Rins).
- Afecções do *Pi* (Baço/Pâncreas) e do *Shen* (Rins), como nos casos de reumatismos.
- Fraqueza dos membros inferiores, dores da região lombar e de joelhos, impotência sexual.
- Queda e branqueamento precoce dos cabelos.
- Paralisia devida ao acometimento pelo Vento-Umidade.

ÓLEO DE GERGELIM

Apresenta sabor doce, característica refrescante, ligeiramente Frio. Tem ação principal no *Da Chang* (Intestino Grosso).

Tem as funções energéticas de umedecer a Secura, de favorecer o peristaltismo intestinal, de neutralizar as toxinas e de ser fortificante de *Qi* e de *Xue* (Sangue), pois conserva as propriedades dos grãos de gergelim. É um meio ideal para retirar as vitaminas lipossolúveis dos vegetais.

GIRASSOL *(Helianthus annuus)*

As sementes de girassol quando secas apresentam como característica o sabor doce, propriedade amornante, tendo ação energética nas Energias do *Wei* (Estômago), do *Da Chang* (Intestino Grosso), do *Shen* (Rins), do *Gan* (Fígado) e do *Fei* (Pulmão).

É uma das sementes mais ricas em sais minerais, vitaminas, ácidos graxos poliinsaturados, além de possuir lecitina, albumina, fitina, globulina.

Os ácidos poliinsaturados que constituem o óleo vegetal têm a propriedade de aumentar o peristaltismo, de reduzir o colesterol, evitando assim a deposição de gorduras na parede arterial, que é a causa principal da arteriosclerose.

FUNÇÕES ENERGÉTICAS DO GIRASSOL

– Umedece o *Fei* (Pulmão).
– Acalma a Plenitude *Yang* do *Gan* (Fígado-*Yang*).
– Elimina o Vento Perverso.
– Elimina a Umidade Perversa.
– Diurético leve.

O girassol tem efeito sobre cefaléia, tontura, odontalgia, dor no estômago e do abdome, menorragia e furúnculos.

GIRASSOL E O TUBO DIGESTIVO

A semente de girassol tem o efeito energético de diminuir o *Yang* do corpo, direcionando o *Xue* (Sangue) para a periferia, onde pela ação amornante, produz a vasodilatação e a abertura dos poros, promovendo assim leve transpiração. Ao mesmo tempo, elimina a Umidade Perversa, com isso tem a propriedade de fortalecer o *Pi* (Baço/Pâncreas).

A ação conjunta que a semente de girassol exerce sobre o *Yang* e a Umidade Perversa tem a capacidade de promover a eliminação de Umidade-Calor ou da Mucosidade dos Órgãos, principalmente do *Shen* (Rins) e do *Pi* (Baço/Pâncreas). Este fato constitui a base de tratamento das uretrites, dos edemas, da ascite, da disenteria. A semente de girassol é também diurético pela ação fortalecedora sobre o *Shen* (Rins).

GIRASSOL E A GRAVIDEZ

As sementes de girassol são indutoras do parto e, pela ação que exercem sobre o *Shen Qi* (Rins) e o *Ren Mai* (Vaso Concepção), fazem aumentar a secreção láctea do pós-parto e acalmar as dores abdominais do estado puerperal.

NOZES *(Juglans regia, Hicoria pecan)*

As nozes são utilizadas na Medicina Tradicional Chinesa como tonificadoras de Energia *Yang* do *Shen* (Rim-*Yang*); este, por seu lado, conserva a Essência, que se transforma em Energia Fonte (*Yuan Qi*), base de toda a Energia do corpo.

As nozes apresentam propriedade sabor doce e característica amornante. Age na Energia do *Shen* (Rins) e do *Fei* (Pulmão).

FUNÇÕES ENERGÉTICAS DAS NOZES

– Tonificam o *Shen* (Rins) e o *Ming Men* (Porta da Vida).
– Fortalecem a Energia Essencial.
– Aquecem o *Fei* (Pulmão).
– Umedecem os Intestinos.
– Tonificam o *Qi* e nutrem o *Xue* (Sangue).

A parte medicinal das nozes corresponde à parte oleosa que constitui 65%, sendo que destes, 37% é constituído de ácido linoléico. Estão presentes também ácido linolênico, ácido oléico, caroteno, vitamina B_2, e somente 5% é constituído de ácido graxos saturados. Por isso, é uma boa fonte de óleo poliinsaturado. É rico em proteínas, principalmente a gluterina. Como acontece em outras amêndoas, a proteína presente é a globulina.

NOZES E A VITALIDADE

A ação energética das nozes serve para fortalecer a Energia do *Shen* (Rins), principalmente na sua parte *Yang*, e também para estimular a produção de Energia Essencial que, pelo processo de *Qi Hua* – Energia de Transformação – torna-se em Energia Fonte (*Yuan Qi*), que é distribuída para os Cinco Órgãos. Ingerindo-se as nozes com a película e estando o estômago vazio, aumenta bastante a Essência Sexual.

A presença, nas nozes, de proteínas e de óleos que são fáceis de serem digeridos e absorvidos, promove o aumento de resistência basal principalmente no período de convalescença, já que promove o aumenta da força vital. O consumo rotineiro de nozes mantém a vitalidade e o estado de saúde.

As nozes que possuem melhor poder medicinal são as da variedade *Pecan* (*Hicoria pecan, caryia ilinoiensis*).

NOZES E O SISTEMA DIGESTIVO

As nozes fortalecem as funções energéticas do *Wei* (Estômago), tanto na parte motora como na secretora. Além da ação sobre o *Wei* (Estômago), agem nos Intestinos evitando a prisão de ventre, pela presença de óleos poliinsaturados, e limpam a luz do Intestino, impedindo assim a absorção de produtos tóxicos. Desta maneira, o sangue torna-se limpo. As nozes também ativam a circulação de sangue, proporcionando melhor fluxo sanguíneo aos órgãos internos, assim como para o encéfalo, com isso diminuindo a irritação do sistema nervoso central, o que evita as neuroses e as insônias.

As nozes também têm efeito benéfico para a pele, melhorando o seu metabolismo, por isso a pele torna-se hidratada e sedosa, prevenindo-a contra o envelhecimento precoce.

NOZES E A ENERGIA DO *Shen* (*RINS*)/*Gan* (FÍGADO)

A Energia contida nas nozes fortalece o trabalho e as funções energéticas do *Gan* (Fígado), promovendo a circulação e o transporte de *Xue* (Sangue), e ajuda a Energia do *Wei* (Estômago) e dos Intestinos nas suas funções energéticas de digestão e de assimilação.

Os óleos poliinsaturados das nozes fazem normalizar o metabolismo das gorduras, abaixando o teor de colesterol, com isso evita a deposição na parede dos vasos sanguíneos e a diminui a quantidade de escórias do metabolismo, por meio da diurese, pois as nozes limpam o sangue. Evitam, desta maneira arteriosclerose, hipertensão arterial, doenças renais e envelhecimento precoce. Com a melhora das funções energéticas dos Órgãos, aumenta a Essência Sexual.

Estudos recentes sobre as nozes têm mostrado o seu efeito de dissolver os cálculos renais e eliminar a "areia" formada nos mesmos.

NOZES E BEBIDA ALCOÓLICA

Ingerindo-se nozes junto com bebidas alcoólicas (tira-gosto), o óleo da semente protege a mucosa do estômago e dos intestinos, e a mistura do óleo com álcool reduz o efeito estimulante deste sobre o estômago.

As proteínas das nozes servem como fonte para metabolizar o álcool, com isto protegendo o fígado.

NOZES E O *Fei* (*PULMÃO*)

As nozes têm a função energética de aquecer, umedecer e impedir a dispersão do *Fei Qi* (*Qi* do Pulmão), e também auxiliam o *Shen* (Rins) a manter a Energia, evitando o desgaste e a exteriorização do *Qi*. São usadas para o tratamento da tosse crônica e da dispnéia ocasionadas pela deficiência do *Fei Qi* (*Qi* do Pulmão) e do *Shen Qi* (*Qi* dos Rins).

Indicações do uso de nozes: o uso rotineiro de nozes evita ou previne:

- Vazio de *Shen Qi* (*Qi* dos Rins) que pode manifestar-se clinicamente por lombalgia, fraqueza no joelho e nas pernas, espermatorréia, zumbidos, impotência sexual, cálculos renais, fraqueza dos ossos.
- Vazio de *Xue Qi* (*Qi* do Sangue): fraqueza, emagrecimento, tosse crônica, desânimo, diarreia, depressão.
- Vazio de *Gan Qi* (*Qi* do Fígado): fraqueza de músculos, tendões, labilidade emocional.

O uso excessivo de nozes pode provocar agitação da Mucosidade do *Wei* (Estômago) o que pode ocasionar manifestações clínicas de náuseas e vômitos. Deve-se evitar seu uso quando o indivíduo é acometido pelo Falso Calor (efeito amornante) e nos casos de presença de Umidade-Calor.

PISTACHE (*Pistacia vera*)

As sementes de pistache produzem um óleo amarelo-pálido, com odor agradável, sabor levemente picante e doce e de propriedade amornante. Têm ação energética no *Pi* (Baço/Pâncreas) e no *Shen* (Rins).

FUNÇÕES ENERGÉTICAS DO PISTACHE

- Aquece a Energia do *Shen* (Rins).
- Aquece o *Zhongjiao* (Aquecedor Médio).

A presença de óleo vegetal no pistache protege a mucosa gástrica e lubrifica os intestinos, evitando a gastrite e a prisão de ventre.

Além de ser importante como alimento nutritivo, pela sua propriedade amornante evita e dissolve a Energia Frio, ajudando no tratamento das diarreias de origem Frio e Umidade [tipo deficiência de *Pi* (Baço/Pâncreas)].

Age também na Energia do *Shen* (Rins), aquecendo-a, ou seja, tonificando a parte *Yang*. Ajuda no tratamento das lombalgias *Shao Yin*, impotência sexual, fadiga sexual.

A ingestão do pistache deve ser incrementada no inverno a fim de aquecer o corpo e manter-se a homeostase térmica com o meio exterior.

11
FRUTAS

A formação das frutas está intimamente ligada à das sementes. A frutificação ocorre quando as Energias Celeste e Terrestre da planta atingem estado de equilíbrio entre si. A fruta é rica em nutrientes que proporcionam alimentos para a nova vida em crescimento (germinação da semente) até estabelecerem-se as funções energéticas das raízes e das folhas.

A fruta caracteriza-se por conter água, hidrato de carbono, vitaminas, sais minerais, fibras, mucilagem. Apresenta, de modo geral, sabor doce e ácido e característica refrescante. É uma harmonizadora energética das funções energéticas gastrintestinais e constitui fonte inesgotável de vitaminas, de sais minerais e de água para o organismo humano.

A água das frutas (suco) tem características energéticas diferentes da água terrestre (nascente). É uma água cuja Energia Terrestre elevou-se, indo ao encontro da Energia Celeste. Por isso, tem mais característica *Yang* (Energia Celeste) que a água corrente. A água das frutas está energizada tanto de *Yin* como de *Yang*, por isso é rapidamente assimilada pelo organismo, ajudando nas suas funções energéticas, revitalizando-as.

ABACATE *(Persea gratissima, P. americano)*

O abacateiro prefere o clima tropical, subtropical, quente e úmido, e suas raízes penetram profundamente na terra.

A polpa do abacate contém hidratos de carbono, gordura, vitaminas (A, B, D, E, G, fitosterol, lecitina), sais minerais. Possui sabor doce, levemente ácido, característica refrescante, propriedade neutra. Age no *Pi* (Baço/Pâncreas), no *Wei* (Estômago), no *Gan* (Fígado) e no *Shen* (Rins).

FUNÇÕES ENERGÉTICAS DO ABACATE

– Nutre o *Qi*.
– Estimulante do *Gan Qi* (*Qi* do Fígado) e do *Shen Qi* (*Qi* dos Rins).
– Harmoniza o Tubo Digestivo.
– Beneficia a pele.

O abacate contém grande quantidade de gordura vegetal, principalmente de ácido graxo monoinsaturado, cuja ação é a de eliminar as Lipoproteínas de Alta Densidade (LAD) que têm o efeito de manter e acumular o colesterol. Por isso, o abacate tem ação anticolesterol, promovendo a limpeza do sangue desta substância.

A polpa de abacate é uma fonte de proteína vegetal, constituindo alimento construtor que participa na formação das estruturas do corpo (músculos, ossos, sangue, órgãos, vísceras...). É uma fonte de reposição dos gastos da matéria (*Yin*) do corpo, ajudando também no crescimento e desenvolvimento corporal.

Para que essas funções energéticas aconteçam, é necessária a presença de catalisadores, representados pelas vitaminas e sais minerais, que agem no crescimento ósseo, dentário (vitamina A), produção de sangue (cálcio, ferro e fósforo), metabolismo de proteínas, hidratos de carbono e gorduras (vitaminas B_2 e B_3) e no metabolismo de cálcio e fósforo (vitamina D). Além disso, agem como preservadores da saúde (vitamina A, C) e antipoluentes (vitamina E).

A cor amarelo-esverdeada da fruta deve-se à presença de clorofila, importante na produção de sangue e de carotenóides (provitamina A e antioxidante).

A ação energética que o abacate exerce sobre a Energia do *Gan* (Fígado), do *Shen* (Rins) e do Tubo Digestivo ajuda a combater os transtornos digestivos, os reumatismos de origem *Gan* (Fígado)/Shen (Rins), artrite gotosa de origem Rins/Fígado.

ABACAXI *(Ananas sativus, A. comosus)*

O abacaxi é o fruto de uma planta herbácea que se cultiva no período das chuvas. A polpa do abacaxi é bastante aromática e de paladar acentuado, cujo sabor é doce, ácido, picante, de característica refrescante. Age no Tubo Digestivo e no *Fei* (Pulmão).

FUNÇÕES ENERGÉTICAS DO ABACAXI

- Dissolve a Mucosidade.
- Facilita a digestão.
- Apazigua o Calor.

O abacaxi é um alimento nutritivo pelo seu conteúdo de nutrientes (hidratos de carbono, proteínas, lipídios) e de micronutrientes (vitamina A, C, sódio, potássio, cálcio, ferro, fósforo), e destaca-se pela presença de fibras e de pectina (funcionamento do Tubo Digestivo).

As funções energéticas de dissolver a Mucosidade e de facilitar a digestão (das proteínas, das lipoproteínas) devem-se à presença da enzima proteolítica, a bromelina, que tem a capacidade de desdobrar as mucoproteínas do catarro e ajudar na quebra das ligações das proteínas.

O caráter refrescante e a ação sobre a Mucosidade, associados ao efeito vulnerário (ataca tecido decompostos, destruindo-os e eliminando-os), agem sobre aftas e lesões da mucosa gastrintestinal.

ÁGUA DO COCO-DA-BAHIA *(Cocos nucifera)*

O coqueiro-da-bahia é a mais importante dentre as palmeiras, crescendo nas zonas tropicais e subtropicais, nos terrenos arenosos próximo às praias. A polpa do coco contém água, gordura, proteínas completas, sais minerais, fibras. A água-de-coco, além da água, contém hidratos de carbono, algumas proteínas e gorduras, sais minerais, fermentos e substância fosforada.

O coco-da-bahia é um alimento nutritivo e completo pela sua composição química. O grande conteúdo em fibras promove a melhora do peristaltismo intestinal, corrigindo os distúrbios gastrintestinais. A riqueza em potássio é outro elemento fundamental para a fisiologia do líquido extra-celular, contrações dos músculos esqueléticos e cardíacos, condução de impulsos nervosos, ação enzimática e para as funções energéticas da membrana celular.

A água do coco-da-bahia apresenta sabor adocicado, levemente ácido, de característica refrescante. Tem ação no Tubo Digestivo e no *Shen* (Rins).

FUNÇÕES ENERGÉTICAS DA ÁGUA DO COCO-DA-BAHIA

- Tônico das Energias *Yang* e *Yin*.
- Refresca os processos mornos e quentes.
- Diurética.

A água do coco-da-bahia é um líquido de importância energética, pois corresponde ao valor energético da saliva. Esta água é o resultado do encontro da Energia Terrestre que sobe e da Energia Celeste que desce. Desta união resulta uma água energizada, com conteúdo *Yang* e *Yin* em equilíbrio, por isso é que consegue permanecer dentro do fruto na situação aérea, sendo que essas duas formas de Energia estão dissolutas na água dos cocos, sendo, portanto, facilmente absorvidas pelo organismo, repondo-o tanto de *Yang* (Energia) quanto de *Yin* (Matéria).

Por isso é eficaz para repor rapidamente as Energias (*Yang* e *Yin*) gastas ou perdidas após esforço físico, mental e nas doenças agudas, como a desidratação e a hemorragia. A Energia da água-de-coco, ao chegar ao *Shen* (Rins), recompõe-nos e nos fortalece.

A água-de-coco, pela suas características e modo de ação, ajuda no tratamento das afecções do Tubo Digestivo [vômito, irritações gastrintestinais, icterícia, conjuntivite de origem *Gan* (Fígado), do *Shen* (Rins) (disúria, polaciúria, infecções, cálculos, ação diurética, dores, opressões do tórax)].

BANANA *(Musa paradisíaca)*

A bananeira desenvolve-se em clima quente e úmido, nas regiões tropicais e subtropicais, e a época propícia para o desenvolvimento do seu fruto, a banana, é após o mês de outubro.

A banana apresenta sabor doce, característica refrescante e propriedade neutra. Tem ação sobre o *Pi* (Baço/Pâncreas) e o *Fei* (Pulmão).

Possui um elevado teor de hidratos de carbono que a torna um alimento bastante energético. Contém considerável quantidade de vitaminas B_1, B_2, A, C, ácido fítico, sais minerais (potássio, magnésio, cálcio, cloro, sódio), proteínas, gorduras e caroteno.

FUNÇÕES ENERGÉTICAS DA BANANA

– Purifica o Calor.
– Umedece os Intestinos.
– Neutraliza as toxinas.
– Purifica o *Pi* (Baço/Pâncreas) e umedece o *Fei* (Pulmão).

BANANA E AS VITAMINAS

A vitamina B_1 (tiamina) atua no sistema nervoso, nos músculos e no aparelho digestivo.

A vitamina B_2 (riboflavina) é necessária ao funcionamento dos tecidos, da visão e no metabolismo das proteínas, enquanto a vitamina B_5 (niacina) participa no metabolismo das gorduras e dos açúcares.

O caroteno, responsável pela cor amarelo-alaranjada da banana, é o precursor da vitamina A (rotinol), necessário no metabolismo celular, na atividade do olho, no processo de reparação tissular. Além disso, o excedente de caroteno participa na eliminação de radicais livres em excesso.

A vitamina C (ácido ascórbico) é necessária para fortalecer as defesas do corpo, prevenir contra as infecções, para reparar os tecidos, abaixar o nível de colesterol e prevenir contra o câncer. Também age no metabolismo de ácido araquidônico, que é sustância geradora das prostaglandinas F_2, Alfa e E_2, importantes na reprodução humana.

BANANA E O SISTEMA CIRCULATÓRIO

Pela presença de sais e minerais, principalmente pelo alto teor de potássio, a banana promove o bom funcionamento do coração, evitando alterações do ritmo cardíaco, assim como elimina o excesso de sódio que retém a água e ocasiona uma das formas de hipertensão arterial.

BANANA E O SISTEMA DIGESTIVO

A banana exerce ação umectante na parede intestinal formando uma película que protege a mucosa, impedindo que os alimentos irritantes lesem a parede intestinal. Além disso, a presença de pectina facilita a excreção de resíduos indesejáveis, como o colesterol.

Pelo efeito de purificar o Calor e pela presença de tanina, exerce ação sobre as gastralgias de origem *Yang*, incluindo-se a úlcera gástrica, promovendo o reequilíbrio e a cicatrização das mesmas.

BANANA E O CICLO DE ENERGIA

É uma fruta da estação do Calor, por isso tem a propriedade Frio com a finalidade de neutralizar os malefícios do Calor, purificando e refrescando. Com isso, auxilia na adaptação do nosso organismo ao Calor e na adequação à próxima estação.

CAQUI *(Diospyros kaki)*

É uma fruta rica em vitamina A e fibras, que frutifica de fevereiro a junho. Apresenta sabor doce, característica Frio. Tem ação sobre o *Xin* (Coração), o *Fei* (Pulmão) e o *Da Chang* (Intestino Grosso).

FUNÇÕES ENERGÉTICAS DO CAQUI

– Elimina Calor e refresca o *Wei* (Estômago).
– Umedece o *Fei* (Pulmão).
– Favorece a circulação do *Qi* do nariz e da orelha.
– Desintoxicante do álcool.
– Tonifica as deficiências e o Vazio de *Qi* decorrentes de fadigas física e mental.
– Estimula a secreção biliar.

CAQUI E OS NUTRIENTES

Na polpa do caqui estão presentes quantidades apreciáveis de nutrientes nobres. A polpa é constituída basicamente de mucilagem e pectina, substâncias formadas por glicose, galactose e ácido urônico, resultante do desdobramento dos açúcares. A mucilagem envolve as sementes do caqui com a finalidade de nutri-las por ocasião da germinação; é constituída em sua maior parte por açúcar, enquanto a pectina, por ácidos urônicos.

No meio da polpa e da casca estão presentes os carotenóides que lhe conferem a cor característica e que são importantes como precursores da vitamina A e como oxidantes dos radicais livres. Estão presentes também as vitaminas do complexo B (B_1, B_2, B_5), a vitamina C, sais minerais (fósforo, sódio, potássio, ferro, cálcio), glicídios, proteínas e lipídios.

O caqui desidratado ou caqui passa é uma maneira antiga e prática de conservar as qualidades nutritivas e energéticas da fruta, que tem a ação principal de tonificar as Insuficiências e os Vazios de *Qi* devidos às fadigas física e mental, e também neutralizar os efeitos deletérios da Umidade-Calor do álcool.

CAQUI E AS INDICAÇÕES

Além do efeito de combater o Calor e de tonificar e fortalecer o Vazio de *Qi* devidos às fadigas, o caqui tem ação sobre as hipertrofias da tireóide.

FIGO *(Ficus carica)*

A figueira é cultivada em região de clima bem quente. A polpa do figo é constituída de receptáculos carnosos, os sicônios, de alto teor nutritivo: cada sicônio contém grande quantidade de minúsculos frutos com sementes. O figo é rico em hidratos de carbono, vitaminas (A, B, C), sais minerais (cálcio, ferro, fósforo) e pequena quantidade de proteínas.

O figo possui sabor bastante doce, levemente amargo, característica refrescante e propriedade neutra e tem ação no *Fei* (Pulmão), no *Pi* (Baço/Pâncreas) e no *Da Chang* (Intestino Grosso).

FUNÇÕES ENERGÉTICAS DO FIGO

– Tonifica o *Fei Qi* (*Qi* do Pulmão).
– Harmoniza o *Wei Qi* (*Qi* do Estômago).

– Purifica os Intestinos.

– Favorece a lactação.

O figo, além das suas funções energéticas de fortalecer a Energia do *Fei* (Pulmão) e de acalmar *Wei Yang* (Estômago-*Yang)* e dos Intestinos, pode ser um alimento coadjuvante no tratamento de Calor no *Fei* (Pulmão) que se manifesta clinicamente por disfonia, dor de garganta e da boca (inflamação), dermastoses secas, gastrites, enterocolite aguda e crônica, diarreia crônica, prisão de ventre.

GOIABA *(Psidium guajava)*

A goiabeira é cultivada em clima quente, tropical, apresentando duas variedades principais, a de casca amarela e polpa avermelhada e a de casca verde-claro e polpa branca. A fruta em si é constituída de água, hidratos de carbono, vitaminas (A, B_1, B_2, B_6, C), sais minerais, tanino, ácidos tartárico, succínico e málico.

A goiaba apresenta sabor doce, ácido, salgado, característica amornante. Age no *Pi* (Baço/Pâncreas), no *Fei* (Pulmão) e nos Intestinos.

FUNÇÕES ENERGÉTICAS DA GOIABA

– Combate a Umidade.

– Fortalece o *Fei Qi* (*Qi* do Pulmão).

– Aquece o *Zhongjiao* (Aquecedor Médio).

O efeito mais importante da goiaba é a ação adstringente e o combate à Unidade Perversa proveniente da deficiência do *Pi Yin* (*Yin* do Baço/Pâncreas). Por isso a goiaba é útil no tratamento das diarreias catarrais, tosse e bronquite catarral.

Alta concentração de vitaminas contida na goiaba e o efeito estimulador sobre o *Zhongjiao* (Aquecedor Médio) evitam o envelhecimento precoce, pois têm ação de diminuir a taxa de colesterol sanguíneo (antiarteriosclerose) e têm também ação hipoglicemiante. O consumo de goiaba, principalmente da variedade vermelha, é altamente benéfico para inibir a Umidade Perversa, fator comum da maioria das doenças crônicas, assim como para evitar o envelhecimento precoce e, nos idosos, para combater os fatores que levam ao processo degenerativo dos tecidos.

LARANJA *(Citrus aurantium, C. sinensis, C. tangerina, C. nobilis)*

A laranja é originária da Ásia, própria das regiões quentes e temperadas, constituída de água, glicose, dextrose, vitaminas A, B, C, tiamina, riboflavina, niacina, ácido cítrico, sais minerais (potássio, cálcio, sódio, fósforo, magnésio, enxofre, cloro, ferro, silício), proteínas, fibras.

Existem várias variedades de laranja de frutos doces (laranja-baia, seleta, lisa, pêra, rosa, tangerina, lima, cravo, poncã, margot...) e as amargas (amarga ou da terra).

A laranja é largamente empregada como alimento e remédio. Neste caso, são utilizadas as várias partes da planta: a casca do fruto, as flores, as sementes, as folhas, a casca da árvore etc.

A laranja possui sabor doce e ácido, característica refrescante. Tem ação no *Fei* (Pulmão) e *Pi* (Baço/Pâncreas).

FUNÇÕES ENERGÉTICAS DA LARANJA

- Harmoniza a Energia, apaziguando o Calor.
- Produz o *Jin Ye* (Líquido Orgânico).
- Umedece o *Fei* (Pulmão) e a Secura.

As funções fisiológicas da laranja devem-se em grande parte à presença da vitamina C, dos sais minerais e dos oligoelementos.

A vitamina C atua como realimentora e regeneradora das defesas orgânicas, combatendo a fragilidade do sistema imunológico, fazendo com que se produzam os anticorpos gastos contra os antígenos. Age inativando os processos virais ou mesmo os tumorais. Neste campo, a ação faz-se evitando a formação de nitrosaminas no estômago. Estas substâncias carcinogênicas são derivadas de nitritos e nitratos de sódio, que são componentes de aditivos de carnes processadas, embutidas e defumadas.

A deficiência de vitamina C, seja por falta de absorção intestinal, seja pela dificuldade de absorção frente ao consumo de bebidas alcoólicas, excesso de fadiga física e mental, poluentes, leva, além da deficiência do sistema imunológico, à alteração do metabolismo ósseo, tornando o osso fraco e osteoporótico.

A laranja, segundo a concepção da Medicina Tradicional Chinesa, pelo seu efeito refrescante, combate o Calor (febre) do corpo, Umidade Perversa e o Vento-Frio.

O efeito sobre o *Pi* (Baço/Pâncreas) harmoniza o trânsito do Tubo Digestivo, aumentando a digestão e o peristaltismo gastrintestinal. Ajuda a combater o empachamento gástrico, náuseas, vômitos e eructações.

A ação energética sobre o *Fei* (Pulmão), pela propriedade de produzir o *Jin Ye* (Líquido Orgânico), umedece este Órgão, por isso apaziguando a tosse seca, a sede, a polidípsia. A alta concentração de água e sais minerais contidos na laranja e pela sua característica energética de ser refrescante, é bastante diurética, promovendo assim a limpeza do *Xue* (Sangue).

A casca de laranja, principalmente da tangerina (poncã), é utilizada como remédio, cujo sabor é picante e amargo, característica amornante, que age sobre o *Fei* (Pulmão) e o *Pi* (Baço/Pâncreas). Estas características energéticas da laranja harmonizam a Energia, expulsando as Energias Perversas (sudorífero), aquecem o *Qi* Mediano (Aquecedor Médio), expulsando assim a Umidade Perversa e a Mucosidade, além de efeito de neutralizar as toxinas dos animais e dos crustáceos.

MAÇÃ *(Pyrus malus)*

A macieira prefere para o seu desenvolvimento solos ricos em silício e argilas, ricos em húmus, lugares altos e climas temperados e úmidos.

A maçã, além de ser nutritiva, é rica em vitaminas e em pectina, que estimulam e regularizam as funções fisiológicas orgânicas, desintoxicando e fortalecendo os órgãos internos.

A maçã possui como característica energética sabor doce-ácido, propriedades refrescante e adstringente. Age no *Zhongjiao* (Aquecedor Médio), no *Pi* (Baço/Pâncreas) e no *Fei* (Pulmão).

FUNÇÕES ENERGÉTICAS DA MAÇÃ

- Produz *Jin Ye* (Líquidos Orgânicos).
- Umedece o *Fei* (Pulmão).
- Elimina o Calor do Verão.
- Tonifica o *Zhongjiao* (Aquecedor Médio).

MAÇÃ E O COLESTEROL

A maçã contém um tipo de carboidrato complexo, chamado pectina, que forma as fibras das frutas cítricas e que, uma vez dissolvido em água, produz uma massa, gelatinosa, viscosa, que absorve os ácidos biliares no Tubo Digestivo, eliminando-os junto com as fezes. De modo que, não havendo a reciclagem dos ácidos biliares no Tubo Digestivo, o organismo mobiliza o colesterol para formar novos ácidos biliares, indispensáveis no metabolismo das gorduras e do colesterol; consequentemente o uso da maçã diminui a taxa de colesterol sérico do organismo.

A maçã possui a propriedade energética de promover a tonificação do *Zhongjiao* (Aquecedor Médio) e do *Pi* (Baço/Pâncreas) que, em última análise, são os responsáveis pelo funcionamento do Tubo Digestivo. É necessária a boa atividade do mesmo para que maçã possa exercer as suas funções energéticas.

A pectina torna a absorção de glicose menos eficiente na luz intestinal, fazendo com que o açúcar penetre no sangue mais lentamente, evitando desta maneira que ocorra aumento em pico da insulina. Este processo evita a transformação do açúcar em gordura.

Outra ação da pectina é a de evitar a formação de cálculos biliares, pois os ácidos biliares que normalmente retornam para o fígado estão saturados de colesterol, sendo, por isso, responsáveis pela formação de cálculos biliares.

MAÇÃ E EMAGRECIMENTO

O efeito emagrecedor da maçã estabelece-se em dois níveis: o primeiro, pela ação já vista da pectina, que dificulta a absorção das gorduras, da glicose e elimina o colesterol; o segundo é consequência do primeiro efeito: o organismo é obrigado a gastar calorias de reserva acumuladas sob a forma de gordura.

O alto teor de potássio contido na polpa da maçã faz eliminar o sódio excedente e, consequentemente, o excesso de água retida no corpo.

MAÇÃ E O *Xin* (CORAÇÃO)

A ação benéfica da maçã sobre o coração atua de duas maneiras:

– Pela presença de alto teor de potássio, indispensável na geração de energia para a atividade celular, nas contrações musculares e na transmissão de estímulos nervosos. O potássio é um elemento insubstituível na fisiologia do coração.

– Pela presença de pectina, que evita a deposição de gorduras na parede arterial, evitando a arteriosclerose. Com isso, melhora a circulação sanguínea, reduzindo o trabalho cardíaco, prolongando a vida útil do coração.

MAÇÃ E O CALOR DE VERÃO

A maçã possui característica energética de ser refrescante, apaziguando os efeitos deletérios do Calor nos Órgãos, provocados pelo Calor de Verão, suprimindo assim as dores torácicas e a agitação interna. Pelo mesmo princípio, a maçã neutraliza os efeitos da Umidade-Calor das bebidas alcoólicas.

Devido ao seu poder de produzir *Jin Ye* (Líquido Orgânico), que é também um mecanismo para combater o Calor e os efeitos produzidos pelo mesmo, e associada ao poder umidificante no *Fei* (Pulmão), a maçã atua mantendo o equilíbrio hídrico do nosso corpo.

MAMÃO *(Carica papaya)*

O mamoeiro é uma planta de região tropical e subtropical, cujo fruto, o mamão, é bastante saboroso, formado de água, hidratos de carbono, proteínas, gorduras, fibras, mucilagem, vitaminas (A, B_1, B_2, B_5, C), sais minerais (fósforo, cálcio, ferro), enzima digestiva (papaína).

O mamão apresenta como propriedades energéticas sabor doce, levemente amargo, característica refrescante e propriedade neutra. Não se conhece o local da ação.

FUNÇÕES ENERGÉTICAS DO MAMÃO

– Tonifica o *Qi*.
– Dissipa as estagnações de *Xue* (Sangue) provocadas pelo Calor.

O mamão repõe as perdas de Energia e acalma o *Yang*. Isto se faz porque o mamão possui carboidratos, vitaminas, característica amornante.

A presença da papaína, de fibras, de mucilagem no mamão ajuda no processo digestivo, principalmente das proteínas de origem animal.

O mamão tem ação sobre o Calor, combatendo os efeitos deletérios do Calor do Tubo Digestivo (gastralgia, diarreia, constipação), do *Shen* (Rins) (disúria, polaciúria), do *Xin* (Coração) (algias cardíacas); acalma as manifestações do reumatismo e aquelas provocadas pela estagnação de *Xue* (Sangue) (dismenorréia, mialgia, arterite, úlceras da perna).

MANGA *(Mangifera indica)*

A mangueira é uma árvore frutífera de clima tropical e subtropical. O fruto é constituído de água, hidratos de carbono, proteínas, gorduras, sais minerais, vitaminas (A, B_1, B_2, B_5, C), terebentina, fibras, mucilagem.

A manga possui sabor doce e ácido, característica refrescante, é bastante aromática e saborosa. Não se conhece bem o local de ação: *Wei* (Estômago), Intestinos, *Fei* (Pulmão).

FUNÇÕES ENERGÉTICAS DA MANGA

– Acalma o Calor do *Fei* (Pulmão).
– Favorece o Tubo Digestivo.
– Mantém a vitalidade celular.

As funções energéticas da manga confundem-se com as funções dos nutrientes que a compõem, assim:

– Vitamina A: favorece a formação das estruturas oculares, mantendo a vitalidade e as funções energéticas do olho, além de agir sobre as glândulas, mucosas e pele. Age também no processo de crescimento.
– Vitamina C: aumenta a resistência, a vitalidade dos vasos sanguíneos e dos tecidos; age no sistema imunológico e favorece a cicatrização.
– Complexo B: tem ação no sistema digestivo agindo no metabolismo das proteínas, gorduras, hidratos de carbono; indispensável na produção de hemácias; estimula o apetite e o crescimento ponderoestatural; atua no sistema nervoso.
– Fibras: agem no peristaltismo intestinal; ajudam na eliminação de sais biliares; aumentam o bolo fecal.
– Terebentina: componente do óleo essencial da planta; tem ação nos processos pulmonares e da pele, agindo contra bronquite, tosse, dispnéia e erupções de pele.

MELANCIA *(Citrullus vulgaris, Cucurbita citrullus)*

A melancia é um fruto da estação quente, apresentando sabor doce e característica frigorífera. Tem ação sobre o *Xin* (Coração), o *Wei* (Estômago) e o *Pangguang* (Bexiga).

A melancia constitui uma das melhores fontes de açúcares, fibras, sódio, fósforo, potássio, ferro, vitaminas A, B_1, B_2, B_5 e C, proteínas.

FUNÇÕES ENERGÉTICAS DA MELANCIA

– Purifica o Calor.
– Elimina o excesso de Calor de Verão.
– Suprime a agitação interna.
– Diurética.
– Produz o *Jin Ye* (Líquido Orgânico).

A melancia, sendo fruto da estação quente e com propriedade refrescante, deve ser utilizada para apaziguar os efeitos deletérios e o tumulto energético interno (febre, irritabilidade, sede, transpiração, oligúria com urina escura, diarreia de origem *Yang*) que o Calor do Verão produz nos órgãos internos.

O Calor de Verão aumenta a temperatura corporal e o organismo, a fim de manter a temperatura constante, elimina a água através dos poros cutâneos. A melancia, contendo grande quantidade de água e pelo seu poder de formar o *Jin Ye* (Líquido Orgânico), promove o esfriamento e a reposição de líquidos.

A polpa da melancia contém fibras que regularizam o trânsito intestinal, evitando assim a penetração de toxinas e impurezas para dentro do organismo.

A melancia fornece minerais, principalmente o fósforo, que é essencial para o funcionamento do coração, assim como para os ossos, dentes e rins. O sódio, também presente na polpa da melancia, repõe as perdas deste mineral que ocorrem durante a transpiração e que predispõem à prostração de verão. Associado ao potássio, regula a bomba de sódio e de potássio, indispensável para o equilíbrio hídrico.

O ferro é fundamental na formação da hemoglobina e é necessário para o crescimento e para aumentar a vitalidade dos órgãos. Na melancia está presente a vitamina C, que propicia melhor absorção intestinal do ferro.

Estes minerais participam como catalisadores no metabolismo da vitamina A, indispensável na regeneração dos tecidos, principalmente da pele, das mucosas, do olho e dos ossos.

A vitamina B_1 beneficia a visão e a vitamina C é indispensável no metabolismo de colágeno, no fortalecimento do sistema imunológico.

MELANCIA E OS ÓRGÃOS INTERNOS

A Umidade-Calor estando presente no *Zhongjiao* (Aquecedor Médio) leva a um quadro de Plenitude de Calor no *Wei* (Estômago) que ocasiona empachamento, queimação e dores gástricas. Nestes casos, deve-se utilizar o suco de melancia associado ao suco de pêra ou de garapa pela característica refrescante que possuem.

A melancia deve se empregada, particularmente, no caso de asma tipo *Yang* e nas afecções do *Yang Ming* [*Da Chang* (Intestino Grosso) e *Wei* (Estômago)] pelo Calor.

CASCA DE MELANCIA

A casca de melancia tem sabor doce e natureza refrescante. Possui ação hipotensora, diurética e elimina a Umidade-Calor estagnada, que promove o aparecimento de icterícia.

A polpa e a casca de melancia são eficazes no combate ao Calor do *Fei* (Pulmão) e do *Yang Ming*.

Tanto a polpa como a casca de melancia, pela característica refrescante, não devem ser utilizadas nas pessoas que apresentam Deficiência de *Yin* do *Zhongjiao* (Aquecedor Médio). Antes de seu uso, deve ser tratada essa deficiência para poder usufruir os proveitos da melancia.

MELÃO *(Cucumis melo)*

O meloeiro é uma cucurbitácea que produz frutos com sabor doce, picante, salgado, característica refrescante. Age no *Xin* (Coração), no *Pi* (Baço/Pâncreas) e no *Wei* (Estômago).

É um alimento alcalinizante, pois 60% dos seus sais são alcalinos. É rico em vitamina A, todo complexo B, C, fibras e sais minerais.

FUNÇÕES ENERGÉTICAS DO MELÃO

– Elimina o Calor do Verão.
– Apazigua sede intensa.
– Favorece a diurese.

MELÃO E O CÁLCULO RENAL

O cálculo renal pode se formar de várias maneiras, sendo que o de ácido úrico e de cistina são formados quando ocorre a acidificação da urina (abaixo de pH 5). A formação do cálculo renal é consequência da Plenitude de *Yang*, que ocasiona secura da Umidade-Calor presente no *Shen* (Rins). A secura propicia a formação de cristais de ácido úrico e consequente deposição de cristais que levam à formação de cálculos renais.

O efeito refrescante do melão, associado ao poder alcalinizante, evita a formação de cálculos e restitui o pH normal do meio, que é de 5 a 6. Alcalinizando para 6.5, aumenta-se a solubilidade do ácido úrico em 10 vezes, promovendo a sua eliminação por meio da urina.

A maioria das frutas, verduras, leite, nozes, batata e legumes é produtora de base, ou seja, alcalinizam o sangue.

MELÃO E EFEITOS ENERGÉTICOS

O melão contém grande quantidade de fibras, principalmente a celulose, promovendo o aumento do peristaltismo intestinal, funcionando como um laxante leve.

A elevada taxa de vitamina C age prevenindo as doenças. Esta vitamina é importante nos fenômenos de oxidorredução das substâncias, nos processos imunológicos, na formação da dentina, do colágeno, dos ossos e da cartilagem das articulações.

O melão, pelo efeito refrescante, impede ou combate os efeitos deletérios do Calor e do Calor do *Wei* (Estômago), apaziguando a sede intensa, a queima intensa de alimentos no *Wei* (Estômago), aftas, gengivites.

Pela ação que exerce sobre o *Xin* (Coração), age acalmando o *Shen* (Mente) consequente ao Calor, seja de origem interna ou externa, acalmando a agitação da criança, da puérpura, da gestante, do velho.

É também utilizado para atenuar o Calor do *Gan* (Fígado), que provoca parestesias e algias dos quatro membros, originadas pela agressão do Vento e da Umidade Perversas.

PÊRA *(Pyrus Communis, P. pyrifolia, P. Bretschneideri)*

A pêra é o fruto da pereira, que se desenvolve no clima temperado ou inverno ameno. Contém água, hidratos de carbono, vitaminas A, B, e C, sais minerais (potássio, cálcio, sódio, fósforo, enxofre, silício, magnésio e ferro).

A pêra possui sabor doce, ligeiramente ácido, de característica refrescante. Age no *Fei* (Pulmão), no *Wei* (Estômago) e no *Xin* (Coração).

FUNÇÕES ENERGÉTICAS DA PÊRA

– Produz o *Yin Ye* (Líquidos Orgânicos).
– Elimina o Calor e refresca o *Xin* (Coração).
– Umedece a Secura.
– Dissipa a Mucosidade.

O alto teor de potássio contido na pêra tem efeito significativo no aparelho circulatório (contração do músculo cardíaco) e renal (bomba de sódio e potássio), ajudando no tratamento das cardiopatias, hipertensão arterial, edemas, hidropsias.

A pêra ingerida crua age sobre o *Yang* excessivo das Seis Vísceras, neutralizando-o pela sua característica refrescante, assim como incrementa a produção do Líquido Orgânico. Assim, ajuda no tratamento das doenças do Calor com acometimento do *Yin Ye* (Líquido Orgânico), sede intensa, doença de Calor do *Fei* (Pulmão) com polidípsia, tosse de origem Calor (tosse seca, ardor na garganta), agressão torácica, dispinéia de origem *Yang*, prisão de ventre *Yang*, disfonia por Calor.

A pêra ingerida cozida, neutralizando-se em parte Frio inerente à fruta, tem a ação de nutrir o *Yin* dos Cinco Órgãos, repondo o desgaste e as perdas do *Yin*. É auxiliar no tratamento das deficiências (Vazio) do *Yin* dos Órgãos [palpitações, insônia, fraqueza, cansaço, poliúria, Vazio de *Qi* do *Xue* (Sangue), lombalgia, tonturas...].

A pêra, ao promover o fortalecimento do *Pi Yin* (*Yin* do Baço/Pâncreas) e da dissipação da Mucosidade e do Calor, age preponderante no combate à Umidade-Calor e à Mucosidade instaladas no *Fei* (Pulmão), no *Wei* (Estômago) e no Envoltório Energético do *Xin Bao Luo* ou Circulação-Sexo [tosse com catarro pegajoso, doenças do *Shen* (Mente), náuseas, vômitos...].

Não se deve consumir a pêra nos casos de Vazio do *Pi Yin* (*Yin* do Baço/Pâncreas) com diarreia, tosse do tipo Frio.

O consumo excessivo da pêra pode provocar o aparecimento de doenças de acúmulo de Frio, da Mucosidade e da tosse do tipo Frio principalmente no pós-parto, nas convalescenças, nos estados debilitados.

PÊSSEGO *(Prumus persica)*

O pessegueiro é uma árvore frutífera de clima temperado, cujo fruto, o pêssego, é rico em vitaminas (A, B_1, riboflavina, niacina, C) e em potássio.

O pêssego possui sabor doce, ácido, característica amornante, com bastante sabor e aroma. Não se determinou com precisão o local de ação *Wei* (Estômago), *Pi* (Baço/Pâncreas), *Gan* (Fígado).

FUNÇÕES ENERGÉTICAS DO PÊSSEGO

– Produz o *Jin Ye* (Líquidos Orgânicos).
– Nutre a Energia do *Gan* (Fígado).
– Umedece os Intestinos.
– Fortalece o *Xue* (Sangue).
– Dissipa as Estagnações de Energia.

A ação que o pêssego exerce sobre a Energia do *Gan* (Fígado), fortalecendo o *Xue* (Sangue), dissipando as estagnações de *Qi* e produzindo *Jin Ye* (Líquido Orgânico), promove ação sistêmica favorecendo a circulação do *Wei Qi* (*Qi* do Estômago), do trânsito intestinal e das funções energéticas digestivas.

O pêssego evita ou ajuda no tratamento das alterações menstruais (do tipo Vazio ou Plenitude), do diabetes tipo l insulinodependente, da artrite gotosa, empachamento gástrico de origem *Gan* (Fígado).

Pela sua característica amornante, o uso abusivo de pêssego pode condicionar o aparecimento de doenças de Calor, aumento do *Yang* do *Pi* (Baço/Pâncreas), erupção e de flatulência de origem Calor.

UMEBÔSHI *(Prumus mume)*

No folclore da dietética japonesa, *umebôshi* é considerado o "melhor medicamento para o Tubo Digestivo, tendo largo uso na alimentação". Ainda dentro do folclore, diz-se que "no ano que não se faz *umebôshi* bem feito, traz-se infelicidade na casa, durante o ano"; deduzindo-se daí a grande importância deste fruto na saúde da família.

O *umebôshi* provém de um fruto que normalmente contém um ácido que é tóxico. O processo de neutralização deste veneno consiste em salgar o *umebôshi* junto com *Perilla nankinense* (*tissô*); desta maneira, esta substância tóxica transforma-se em atóxica com características medicinais. Esta conserva com efeitos medicinais pode ser mantida durante o ano, sem perder as suas propriedades.

Apresenta sabor picante, azedo, salgado, característica um pouco amornante. Tem ação no *Wei* (Estômago) e nos Intestinos.

FUNÇÕES ENERGÉTICAS DO *UMEBÔSHI*

– Fortalece o *Qi* do *Fei* (Pulmão).
– Harmoniza as funções energéticas digestivas.
– Desintoxicante.
– Regulariza o *Qi* dos Intestinos.
– Natureza alcalina.
– Inibe o crescimento das bactérias.

UMEBÔSHI E O TUBO DIGESTIVO

O *umebôshi* estimula as glândulas salivares e tonifica as funções da glândula parótida. Além do aumento da secreção da saliva e das enzimas digestivas, a secreção da parotina rejuvenesce os ossos, os músculos, os tendões, os vasos sanguíneos e melhora o metabolismo das células da pele, mantendo a sua rigidez e a boa textura dos cabelos.

Estimula também as glândulas da mucosa gástrica, harmonizando-as, isto é, quando existe a hipocloridria, promove o aumento da produção de líquidos para a digestão e, quando existe um excesso de acidez gástrica, promove a redução, normalizando-a.

A hipocloridria, além de trazer transtornos gastrintestinais, é uma das causas responsáveis pelo Calor do *Wei* (Estômago). E o *umebôshi* é o melhor medicamento para combater esta deficiência.

O *umebôshi* contém ácidos que lhe conferem propriedades alcalinizantes, por isso combate a hiperacidez, apesar de que, pelo seu caráter ácido, aumenta a acidez nos primeiros dias, porém, do terceiro ao quinto dia, normaliza-a.

As alterações gástricas das grávidas (enjôos) ou de ressaca podem ser corrigidas pela ingestão desta fruta.

O *umebôshi* tem a propriedade de aumentar o peristaltismo intestinal, ajuda na degradação das proteínas e também na alteração de elementos nutritivos. Outra função é a de destruir os germes gatogênicos intestinais.

A maioria das doenças iniciam-se a partir da absorção de toxinas na luz intestinal decorrente da estagnação de alimentos, que faz aparecer germes que promovem a putrefação, aumentando mais ainda as toxinas, que são absorvidas e espalhadas pela corrente sanguínea, podendo instalar-se ocasionando focos de doenças, como o câncer. O *umebôshi*, pelo seu alcalinizante, evita os inconvenientes acima citados.

Ainda tem a propriedade de eliminar as Energias Perversas: Umidade-Calor e as Mucosidades.

UMEBÔSHI E FUNÇÃO DESINTOXICANTE

O efeito desintoxicante do *umebôshi*, além da sua ação no Tubo Digestivo, age neutralizando o Estrôncio 90, que está presente normalmente na parte externa dos grãos integrais. O uso rotineiro deste fruto elimina esta substância radioativa do nosso organismo.

UVA *(Vitis vinifera)*

A uva é uma fruta que alimenta, desintoxica e regenera o *Xue* (Sangue). É rica em vitaminas A, B_1, B_2, B_5, e C, sais minerais (potássio, fósforo, enxofre, magnésio, cálcio, ferro, sódio, silício e cloro), proteínas, hidratos de carbono, gorduras e água.

Apresenta sabor doce e ácido, propriedade neutra e refrescante. Tem ação no *Fei* (Pulmão), no *Pi* (Baço/Pâncreas), no *Shen* (Rins) e no *Xiao Chang* (Intestino Delgado).

FUNÇÕES ENERGÉTICAS DA UVA

– Tonifica a Energia e o *Xue* (Sangue).
– Fortalece a Energia dos tendões e dos ossos.
– Nutre e tonifica o *Shen* (Rins).
– Tonifica o *Yin* do *Gan* (Fígado).

UVA E O SISTEMA CIRCULATÓRIO

Pela presença de sais minerais e vitaminas, pelo efeito tonificante da Energia e do *Xue* (Sangue), pela ação que exerce sobre o *Pi* (Baço/Pâncreas), o *Gan* (Fígado) e o *Shen* (Rins), a uva atua na reconstituição do *Xue* (Sangue), pois estimula a formação de glóbulos vermelhos, que se tornam rígidos e de boa função, fluidificando também a parte líquida do *Xue* (Sangue). O ferro da uva-passa é melhor absorvido pelos Intestinos, principalmente se associado à vitamina C.

Pelo carboidrato que contém, a uva reconstitui a glicemia, normalizando os estados de hipoglicemia, sem o desequilíbrio hídrico e, associado ao magnésio, fortalece as funções fisiológicas do coração.

UVA E AÇÃO DESINTOXICANTE

A ação tonificante sobre o *Shen* (Rins), que promove melhor função diurética, e a presença dos minerais potássio e magnésio provocam a eliminação de toxinas, principalmente daquelas provocadas pelas ação deletéria do açúcar branco, que é um acidificante do sangue.

UVA E OS ÓRGÃOS

A uva é uma das poucas frutas que interferem na reparação da estrutura celular, reconstituindo os tecidos gastos. E esta função é dada pelo fortalecimento de Energia e de *Xue* (Sangue), tonificando o *Shen* (Rins) e o *Gan* (Fígado), e pela presença de sais minerais e de vitaminas.

A uva atua diretamente sobre o *Gan* (Fígado), agindo na parte *Yin* do *Gan* (Fígado), ou seja na matéria do mesmo, reconstituindo a célula hepática. Esta ação sobre as funções energéticas do *Gan* (Fígado) acalma as dores reumáticas de origem Vento-Umidade, a gestação e as transpirações com palpitações.

A casca da uva é rica em fibras; as sementes, em óleos, entre eles, o ácido linoleico.

O óleo da semente da uva, além de constituir uma fonte natural de vitamina E, que tem papel na regeneração dos tecidos e dos capilares, também promove a limpeza do sangue, melhorando a circulação do mesmo. A uva, pelo seu efeito tonificador do *Fei* (Pulmão), exerce a função de manter úmida a pele, tornando-a macia, livre de estrias e de celulite; o óleo da semente da uva é, portanto, utilizado no tratamento da pele seca sem gordura, de alergias e de prurido.

Para obter todas as vantagens da uva, recomenda-se fazer suco de uva integral, com a casca, a polpa e as sementes.

De modo geral, a uva tem ação benéfica para: acalmar a tosse provocada pelo Vazio do *Fei* (Pulmão); transpiração com palpitação e medo; dores reumáticas de origem Vento-Umidade, como tônico de *Qi* e *Gan* (Fígado); apaziguar a sede e a inquietação; acalmar a gestação; como tônico do *Shen* (Rins) e no combate à disúria.

12
PRODUTOS ANIMAIS E SEUS DERIVADOS

O reino vegetal vive do reino mineral e o reino animal vive do reino vegetal. As plantas verdes, por meio das ações da clorofila e da luz solar, são capazes de sintetizar hidratos de carbono a partir de gás carbônico e água. Esses hidratos de carbono juntam-se aos sais e minerais e outras substâncias absorvidas pelas raízes, formando as diversas substâncias orgânicas, cada vez mais complexas.

O processo de organização em que os elementos inorgânicos transformam-se em orgânicos é fundamental para a nutrição dos vegetais e secundário para a dos animais, pois, para esses, o reino vegetal é a fonte fundamental de produtos orgânicos, pois não conseguem sintetizar produtos inorgânicos em orgânicos.

Os tecidos dos animais herbívoros são formados às custas dos vegetais, enquanto os carnívoros dependem dos animais, e os onívoros necessitam tanto de produtos do reino vegetal quanto do animal.

O consumo constante de um determinado tipo de alimento faz com que as características energéticas deste passem a fazer parte da Energia do receptor, que adquire assim, em parte, as características da fonte do alimento. Assim, os herbívoros têm longevidade maior, instinto não agressivo, hábitos diurnos, são mais dóceis, domesticáveis, enquanto os carnívoros são de temperamento mais violento, hábitos noturnos etc.

Esses fatos que acontecem na Natureza são perfeitamente passíveis de acontecer com o Ser Humano, se ele mantiver alimentação exclusivamente de origem vegetal (vegetariano puro) ou animal (carnívoro), pois o consumidor passa assumir as características dos vegetais e/ou dos animais. Sendo o Ser Humano onívoro, o ideal é a distribuição harmônica entre os alimentos de origem vegetal e animal.

A carne e os derivados de origem animal (leite, queijo, ovos, vísceras etc.) apresentam constituição molecular complexa que já foi sintetizada pelos animais a partir de substâncias mais simples do reino vegetal.

O Ser Humano consumindo produtos já sintetizados pelos animais, irá dispender grande quantidade de energia celular para decompor as moléculas complexas e novamente sintetizá-las conforme as necessidades do organismo. Isto leva ao envelhecimento precoce das células que, aliado a um estado de acidez que os alimentos de origem animal produzem e à presença de toxinas, proporciona ao Ser Humano longevidade menor e o aparecimento de doenças degenerativas (hipertensão, diabete, acidentes vasculares etc.) e de doenças tumorais.

A fim de evitar e de atenuar os malefícios dos alimentos de origem animal, a alimentação sempre deve ser complementada com os alimentos vegetais que tenham ação desintoxicante.

CARNES EM GERAL

A carne é a parte magra e comestível dos músculos dos mamíferos, aves, peixes, moluscos e crustáceos. Diferem entre si na composição química, nos efeitos e nas propriedades energéticas, segundo a concepção da Medicina Tradicional Chinesa.

A carne bovina, além de conter proteínas de alto valor biológico, contém gorduras, sais minerais (fósforo, potássio, ferro, cloro, cálcio etc.), vitaminas (A, B_1, riboflavina, ácido pantotênico, ácido nicotênico, B_6, B_{12}), ácido láctico, maltose, purinas, pirimidinas, creatinina, creatina. É um dos alimentos essenciais para dar a forma física (Matéria) e a atividade ao corpo (Energia), portanto é um alimento que contém bastante *Qi* (Energia) e *Yin* (Matéria).

A carne das aves possui estrutura e composição química muito semelhantes à da carne bovina. A de frango contém menos gordura, enquanto a do pato e a do ganso têm mais gorduras e pouca proteína. Essas carnes têm a característica de armazenar grande quantidade de *Qi* (Energia), por isso a carne das aves demora mais para ser cozida, digerida e absorvida pelo nosso organismo.

A carne dos moluscos, principalmente das ostras e dos mexilhões, contém pouca quantidade de proteínas e de gorduras, porém é rica em vitamina B_1, cobre, zinco e iodo.

A carne dos crustáceos, da lagosta, do caranguejo e do camarão contém proteínas e muito pouca quantidade de gordura.

A carne de peixe tem estrutura semelhante à dos mamíferos e das aves. Contém proteínas e gorduras. Nas gorduras do peixe estão presentes grandes quantidades de vitaminas A e D, fósforo, ferro e iodo.

GORDURAS

As gorduras podem ser classificadas em variáveis e constantes.

As gorduras variáveis são as visíveis, constituídas fundamentalmente por ácidos graxos saturados, que se depositam sob a pele, ao redor dos órgãos internos e que se infiltram nos tecidos. São importantes fornecedoras de calorias. A quantidade varia de acordo com a necessidade e com a ingestão do tipo de alimento e a sua quantidade não altera a atividade. Este tipo de gordura, por isso, é considerado não essencial.

As gorduras constantes são encontradas nas células, integrando-se na composição celular, principalmente das membranas. São necessárias ao funcionamento das células de todos os órgãos internos e dos tecidos (sistema nervoso, coração, rins, músculos etc.). São constituídas pelos ácidos graxos poliinsaturados, pelos fosfolipídeos (lectina, cefalina, esfingomielina) e outras gorduras mais complexas.

As gorduras visíveis e as constantes são provenientes dos óleos e gorduras de origem animal e vegetal e também podem ser sintetizadas a partir de hidratos de carbono e de cereais.

PROTEÍNAS EM GERAL

A carne, para o nosso organismo, é importante pelas proteínas que contém e também pela presença de gordura essencial. Além disso, somente nos produtos de origem animal (carne, músculos, fígado, ostra, atum) é que se encontra a vitamina B_{12} (cianocobalamina). Outras vitaminas (A, B_1, B_2, B_3, B_5, B_6, D, H, K) e sais minerais também estão presentes.

A composição química da carne e de seus derivados confere-lhes efeitos que atuam nos órgãos internos como construtores, energéticos e restauradores.

A Medicina Tradicional Chinesa faz um estudo mais detalhado acerca dos efeitos energéticos, do modo de ação e do local onde se processa a ação da carne e de seus derivados. Assim os diferentes tipos de animais foram relacionados aos Cinco Movimentos conforme a sua ação energética:

MOVIMENTO	ZANG (Órgão)	ANIMAL
Madeira	Gan (Fígado)	Carneiro
Fogo	Xin (Coração)	Aves
Terra	Pi (Baço/Pâncreas)	Boi
Metal	Fei (Pulmão)	Cavalo
Água	Shen (Rins)	Porco

Desta maneira, o porco contém energias que convêm ao Movimento Água, ou seja, ao *Shen* (Rins). As partes do porco que mais contêm Energia Água são os rins e os pés do porco. De modo que, ao se consumir estas partes do animal, estar-se-ia fortalecendo o *Shen Qi* (*Qi* dos Rins).

As proteínas são encontradas nos alimentos vegetais e animais. A sua digestão no tubo digestivo origina a formação de 24 aminoácidos conhecidos, dos quais 9 são considerados essenciais e 15, não essenciais.

Os aminoácidos essenciais são aqueles que o organismo humano não consegue sintetizar, por isso necessitam de serem ingeridos. São eles: valina, leucina, isoleucina, lisina, metionina, triptofano, histidina, treolina, fenilalanina.

Os aminoácidos são indispensáveis na formação de tecidos, hormônios, anticorpos, enzimas, hemácias etc., além de promoverem as atividades essenciais da vida.

A proteína animal, presente na carne, no leite, no ovo, é uma proteína completa, pois contém todos os aminoácidos essenciais. É considerada de alto valor biológico porque tem boa digestibilidade e absorção.

A proteína vegetal é considerada incompleta porque não contém todos os aminoácidos essenciais. O trigo é pobre em lisina, metionina, treolina. No arroz falta a lisina, e o feijão é carente em triptofano. Na soja falta a lisina. Por isso, quando se utilizam os vegetais como alimento principal, deve-se fazer a combinação entre eles, por exemplo, arroz e feijão. Neste caso, completam-se os aminoácidos essenciais.

AVES

As aves pertencem ao Movimento Fogo. As carnes das aves conservam grande quantidade de Energia, por isso apresentam característica amornante.

Essa grande quantidade de Energia faz com que o *Yang* (Energia) e o *Yin* (Matéria) fiquem bastante concentrados, ou seja, existe forte ligação energética entre eles. Para atenuar esta ligação, deve-se utilizar o recurso de que, no máximo, *Yang* transforma-se em *Yin*. Isto é obtido aumentando-se mais o *Yang* (cozimento ou fritura por longo tempo) a fim de que a Energia *Yang* excessiva possa agir sobre o *Yin*, desfazendo a ligação entre o *Yang* e o *Yin* a fim de que se possa utilizar a carne de aves como alimento.

GALINHA, FRANGO *(Gallus, gallus domestica)*

CARNE DE FRANGO / GALINHA / GALO

As características e as funções energéticas da carne das aves dependem se se trata de frango, galinha ou galo, e variam também de acordo com a cor. Assim:

Frango: sabor doce, amornante.
Galo branco: sabor doce, ácido, ligeiramente refrescante.
Galinha preta: sabor doce, ácido, amornante.
Galinha branca: sabor doce, ácido, neutro.
Porém os locais de ação são os mesmos, ou seja todas as carnes de aves agem no *Pi* (Baço/Pâncreas), no *Wei* (Estômago), no *Gan* (Fígado) e nos Intestinos.

FUNÇÕES ENERGÉTICAS DA CARNE DE AVES

FRANGO
– Aquece o *Zhongjiao* (Aquecedor Médio).
– Fortalece o *Qi* (Energia) e a Energia Essencial.

GALO
– Tonifica o Vazio do *Qi*.
– Aquece o *Zhongjiao* (Aquecedor Médio).
– Neutraliza as toxinas.

GALO BRANCO
– Abaixa o *Qi* em excesso.
– Acalma os Cinco Órgãos em Plenitude.
– Restabelece as funções energéticas do *Zhongjiao* (Aquecedor Médio).

GALO PRETO
– Tonifica o *Qi* do *Zhongjiao* (Aquecedor Médio).
– Acalma as dores.

GALINHA
– Faz circular a estagnação de Água.
– Tonifica o *Yang Qi* do Homem.
– Elimina o Frio Perverso.
– Elimina a fadiga.
– Tonifica a Essência.
– Aquece o *Xiao Chang* (Intestino Delgado).
– Tonifica a Energia do *Shen* (Rins).

GALINHA PRETA
– Protege a gestação.
– Acalma o *Xin Qi* (*Qi* do Coração) e o *Shen* (Mente).
– Elimina a estagnação de *Xue* (Sangue) do *Xin* (Coração).
– Tonifica o *Qi* do *Xin Xue* (Sangue do Coração).
– Tonifica as fraquezas do puerpério.
– Fortalece o *Qi*.
– Favorece a lactação.

O uso dos diversos tipos de carnes de *Gallus, gallus domestica* depende da função a que se destinam.

De modo geral, as carnes devem utilizadas:
– quando sentir-se enfraquecido pela fadiga e estados de convalescença;
– quando se está fadigado em virtude de Vazio de Energia;
– quando se tem zumbido por Vazio do *Shen* (Rins), associado ou não à poliúria, polidípsia;
– quando se tem lactação insuficiente por Vazio do *Shen* (Rins);
– quando o reumatismo é de origem do *Shen* (Rins) e do *Gan* (Fígado), neste caso, o consumo da galinha preta tem melhor efeito medicinal;
– quando se tem náuseas, dores abdominais, dores ósseas e abcessos mamários.

A carne de *Gallus, gallus domestica* possui característica amornante, em consequência o consumo excessivo produz muita Energia Calor e pode ocasionar a formação de Vento Interno, pelo acometimento do *Gan* (Fígado). Por isso, não se deve consumir essa carne quando estiver acometido de estagnação por Mucosidade ou nos casos de doenças provocadas pelo Vento Perverso.

FÍGADO DE FRANGO

O fígado de frango/galinha/galo apresenta sabor doce/amargo e propriedade amornante. Age no *Gan* (Fígado) e no *Shen* (Rins).

FUNÇÕES ENERGÉTICAS DO FÍGADO DE FRANGO

- Tonifica o *Gan Qi* (*Qi* do Fígado) e o *Shen* (Rins).
- Tonifica o *Yin Qi*.
- Fortalece a visão enfraquecida pelo Vazio de *Gan Qi* (*Qi* do Fígado).
- Emagrecimento, fadiga com icterícia.
- Anemias das puérperas.
- Hipodesenvolvimento pôndero-estatural.

Para a utilização das vísceras dos animais e das aves, é necessário fazer sempre a neutralização de suas toxinas pelo cozimento e/ou uso de verduras e condimentos apropriados, ditos antitóxicos (gengibre, cebola).

MOELA DE FRANGO/GALINHA/GALO

A parte utilizada é a membrana interna da moela, juntamente com a parte carnosa.

A moela possui sabor doce, ligeiramente refrescante e propriedade neutra. Age no *Gan* (Fígado) e no *Pi* (Baço/Pâncreas).

FUNÇÕES ENERGÉTICAS DA
MOELA DE FRANGO/GALINHA/GALO

- Elimina a Mucosidade do Tubo Digestivo.
- Tonifica o *Qi* do *Pi* (Baço/Pâncreas) e do *Wei* (Estômago).
- Elimina o Calor.
- Fortalece o *Zhongjiao* (Aquecedor Médio).

A moela exerce efeito principal sobre as funções energéticas do *Zhong-jiao* (Aquecedor Médio), do *Pi* (Baço/Pâncreas) e do *Wei* (Estômago), eliminando a Mucosidade que pode provocar quadro clínico de empachamento gástrico com dispepsia, flatulência com acúmulo de alimentos, náuseas e vômitos, inapetência, de Umidade-Frio alojado no *Wei* (Estômago) e no *Pi* (Baço/Pâncreas) (má digestão, líquido no estômago), acúmulo de Calor no *Wei* (Estômago) (aftas, gengivites).

OVO DE GALINHA

O ovo de galinha ao natural possui sabor doce, com propriedade neutra e natureza fria; se cozido, sua natureza torna-se morna.

FUNÇÕES ENERGÉTICAS DO OVO DE GALINHA

– Nutre o *Yin Qi* e o *Xue* (Sangue).
– Umedece a Secura.
– Neutraliza as toxinas.
– Favorece a eliminação pela parte inferior (uretra e ânus).
– Cessa a circulação contracorrente de Energia (Afluxo Contrário de Energia).
– Acalma o *Xin* (Coração) e apazigua os Cinco Órgãos (*Zang*).

A principal utilidade energética do ovo de galinha é de nutrir para formar o *Yin* dos Órgãos e acalmar os Cinco Órgãos, principalmente, o *Xin* (Coração). Pelo mesmo mecanismo, acalma a agitação do feto.

O ovo da galinha tem ação energética de eliminar a agitação e de neutralizar os efeitos deletérios do Calor, por isso acalma a agitação interna, sede intensa, tosse seca, dor de garganta e conjuntivite. Tem efeito sobre a garganta, fortalecendo assim a voz.

O consumo excessivo de ovo de galinha pode lesar o *Gan* (Fígado) e provocar a agitação do Vento, o que pode bloquear a circulação energética, fato este que pode ocasionar febres, icterícia, empachamento gástrico, edemas dos pés, acnes, furúnculos, obstrução na circulação de *Gan Qi* (*Qi* do Fígado).

CLARA DE OVO

A clara de ovo possui sabor doce e propriedade Frio. Tem as funções energéticas de umedecer o *Fei* (Pulmão), dissipar o Calor, neutralizar as toxinas do Calor, refrescar a garganta e de eliminar o Calor do *Xin* (Coração-*Yang*).

A clara de ovo elimina essencialmente o Calor que provoca a agitação interna, as eructações devidas à plenitude e agitação interna, dores de garganta, olhos avermelhados, quentes e dolorosos, diarreia tipo *Yang*, distócia de parto tipo *Yang*.

O excesso de uso de clara de ovo pode agitar a Energia do *Xin* (Coração).

GEMA DE OVO

A gema de ovo de galinha apresenta sabor doce, propriedade neutra e característica ligeiramente Frio. Age no *Xin* (Coração), no *Pi* (Baço/Pâncreas), no *Shen* (Rins) e no *Wei* (Estômago).

FUNÇÕES ENERGÉTICAS DA GEMA DE OVO DE GALINHA

– Nutre o *Yin*, o *Xue* (Sangue) e o *Xue Qi* (Energia do Sangue).
– Umedece a Secura.
– Elimina os efeitos tóxicos do Calor.
– Tonifica o *Zhongjiao* (Aquecedor Médio).
– Apazigua o Vento Perverso.

A gema de ovo age nutrindo e fortalecendo a parte *Yin* do organismo, de modo que o seu consumo evita os desgastes energéticos que provocam a agitação interna, insônia, fadiga, fraqueza, vômitos, diarreia, e serve também para recuperar a Energia da puérpera.

A gema de ovo tem também a função energética de refrescar, agindo na neutralização das doenças do Calor, das convulsões de origem *Yang*, do acúmulo de Calor no *Zhongjiao* (Aquecedor Médio).

PATO *(Anas domestica)*

OVO DE PATA

O ovo de pata apresenta sabor doce, levemente salgado e característica Frio. Age no *Pi* (Baço/Pâncreas) e no *Fei* (Pulmão).

FUNÇÕES ENERGÉTICAS DO OVO DE PATA

– Nutre o *Yin*.
– Purifica o *Fei* (Pulmão).
– Elimina o Calor do Diafragma.

A principal função energética é a de promover a produção de *Yin Qi*, por isso estando indicado para o tratamento de diarreia de origem *Yin* das gestantes.

BOVINOS *(Boi Taurus domesticus)*

CARNE DE BOVINOS (VACA)

A carne de vaca apresenta sabor doce, insosso, característica neutra e um pouco amornante. Tem ação na Energia do *Pi* (Baço/Pâncreas), do *Wei* (Estômago) e do *Da Chang* (Intestino Grosso).

FUNÇÕES ENERGÉTICAS DA CARNE DE VACA

– Tonifica e nutre a Energia do *Pi* (Baço/Pâncreas) e do *Wei* (Estômago).
– Fortalece a Energia e o *Xue* (Sangue).
– Fortalece a Energia dos ossos e dos tendões.
– Tonifica o *Zhongjiao* (Aquecedor Médio).
– Elimina a Umidade Perversa.
– Acalma a gestação.

Os nutrientes da carne, constituídos de proteínas, gorduras, carboidratos, sais minerais e vitaminas, são divididos, de acordo com suas funções energéticas, em três grupos:

1) Os construtores ou plásticos, formados pelas proteínas, minerais e água, que são fundamentais para a constituição e reparação dos tecidos orgânicos e para a síntese de proteínas.
2) Os reguladores, cujas funções energéticas são desempenhadas pelas proteínas, água, minerais, fibras, vitaminas, e que são responsáveis pelos processos orgânicos e pelas condições internas do organismo.
3) Os energéticos, retirados da metabolização de açúcar, proteínas e gorduras, e que constituem fontes de Calor e de Energia.

Os nutrientes necessários para a execução destes processos são encontrados na carne de vaca.

Os nutrientes e a energia da carne, segundo a Medicina Tradicional Chinesa, tonificam e nutrem o *Pi* (Baço/Pâncreas), o *Wei* (Estômago) e os Intestinos fortalecendo as suas funções energéticas, por isso promovem melhor digestão e absorção dos alimentos, não somente da carne mas também de outros produtos ingeridos.

Pelo fato de na carne bovina (vaca) estarem presentes todos os aminoácidos, associados aos sais minerais (ferro, manganês, cobalto etc.) e à vitamina B_2, o consumo dessa carne promove a formação de hemácias, com isso fortalecendo a Energia e o *Xue* (Sangue).

INDICAÇÃO DO USO DA CARNE DA VACA

A carne é utilizada como tonificante dos estados de fraqueza, anemia, convalescência, diarreia, atrofias e debilidades ósseas.

A deficiência de *Pi Yin* (Baço/Pâncreas-*Yin*) e do *Wei* (Estômago) leva à disfunção energética deste Órgão fazendo com que haja a penetração do Frio e da Umidade Perversos e este acometimento pode provocar quadro clínico de diarreia e anorexia. Isto pode ser contornado com o consumo de carne bovina (vaca).

O consumo da carne bovina deve ser incrementado durante o crescimento pôndero-estrutural das crianças, pois fornece os nutrientes, a Essência para a formação do corpo e do *Xue* (Sangue), com isso proporcionando bom desenvolvimento físico e mental. Pelo mesmo fato deve ser consumida pelas gestantes, para que o feto tenha Energia e substâncias necessárias para a sua formação. Deve ser dado o caldo de carne nos estados de fraquezas acentuada e nos convalescentes.

CÁLCULO BILIAR BOVINO

Apresenta como característica energética sabor bastante amargo e doce, propriedade frigorífera. Atua no *Gan* (Fígado), no *Xin* (Coração) e no *Dan* (Vesícula Biliar).

FUNÇÕES ENERGÉTICAS DO CÁLCULO BILIAR BOVINO

– Elimina o Calor e a Mucosidade.
– Elimina o Vento Interno.

– Suprime o Calor e elimina os efeitos deletérios do Calor.
– Tem ação desintoxicante.

O cálculo biliar bovino elimina a Mucosidade que "entope" os orifícios do *Xin* (Coração) e que provoca perda de consciência, delírio, estado de coma, divagação, epilepsia, agitação psicomotora, convulsões, alterações do *Shen* (Mente).

Age também extinguindo o Vento Interno que provoca tremores, espasmo ou mesmo estado de coma.

Atua eliminando os efeitos deletérios do Calor, principalmente, da Umidade-Calor, que provocam lesões ulcerativas, amigdalite, acne, furúnculos e outras lesões de característica *Yang*.

Age como sedativo do sistema nervoso central.

ESTÔMAGO BOVINO

Apresenta sabor doce, propriedade neutra e característica amornante. Age no *Wei* (Estômago).

FUNÇÕES ENERGÉTICAS DO ESTÔMAGO BOVINO

– Tonifica o Vazio de *Qi*.
– Tonifica o *Zhongjiao* (Aquecedor Médio).
– Fortalece o *Pi* (Baço/Pâncreas) e o *Wei* (Estômago).
– Elimina os acúmulos alimentares instalados no *Wei* (Estômago).

O estômago bovino tem a propriedade de nutrir e aumentar a Energia e o *Xue* (Sangue). Por isso, deve ser consumido nos quadros clínicos de fraqueza, emagrecimento, inapetência após doenças, nas hemorragias, nas convalescenças.

FÍGADO BOVINO

Apresenta sabor doce-amargo, propriedade neutra, característica refrescante. Tem ação no *Gan* (Fígado).

FUNÇÕES ENERGÉTICAS DO FÍGADO BOVINO

– Tonifica o *Gan Qi* (*Qi* do Fígado).
– Nutre o *Xue* (Sangue).
– Clareia a visão.

O fígado bovino é rico em vitaminas A, D, K, B_1, B_2, B_3, B_{12}.

A vitamina A necessita da presença de gorduras, bile e sais biliares para a sua absorção intestinal. Ela faz parte da púrpura visual, combinando-se com a opsina para produzir, nos bastonetes da retina do olho, a rodopsina, necessária para a visão na luz fraca. A vitamina A participa na manutenção da integridade dos tecidos epiteliais, da membrana de revestimento das mucosas e das glândulas. Os ossos também dependem de vitamina A para o seu crescimento e desenvolvimento.

A ingestão de fígado bovino ajuda nos processos energéticos do *Gan* (Fígado). É a ação do semelhante sobre o semelhante.

INDICAÇÃO DO FÍGADO BOVINO

O fígado bovino, pelas funções energéticas que exerce no organismo, é indicado para o tratamento de fraquezas visual dos idosos, do organismo com emagrecimento devido aos esforços físicos e mentais, Vazio de *Xue* (Sangue) com visão turva, anemias de modo geral, principalmente do pósparto, hemorragia das crianças, agitação psicomotora pelo Vazio de *Yin* e do *Gan Xue* (Sangue do Fígado).

SANGUE BOVINO

Apresenta sabor doce, insípido, propriedade neutra e amornante. Age no *Gan* (Fígado), no *Pi* (Baço/Pâncreas) e no *Wei* (Estômago).

FUNÇÕES ENERGÉTICAS DO SANGUE BOVINO

– Regulariza o *Xue* (Sangue), dissipa a estagnação do *Xue* (Sangue).
– Tonifica o *Zhongjiao* (Aquecedor Médio).
– Neutraliza as toxinas.
– Fortalece os Intestinos.
– Tonifica o *Pi Qi* (*Qi* do Baço/Pâncreas) e do *Wei Qi* (*Qi* do Estômago).

INDICAÇÕES DO SANGUE BOVINO

É indicado no tratamento de pacientes com o quadro clínico consequentes ao Vazio de *Xue* (Sangue) que se manifestam por emagrecimento, fraqueza geral, astenia e anemia.

O uso de sangue bovino (carne mal passada, suco de carne, sangue em forma de chouriço) promove a formação de *Xue* (Sangue) e ativa a circulação do mesmo, ajudando no tratamento das dores provocadas pela estagnação do *Xue* (Sangue) de origem Vazio de *Xue* (Sangue).

O Vazio de *Xue* (Sangue), de modo geral, provoca hipoatividade dos *Zang Fu* (Órgãos/Vísceras) que pode se manifestar clinicamente por palpitações, insônia, tonturas, fraquezas e impotência sexual.

VESÍCULA BILIAR BOVINA

Apresenta sabor amargo e característica energética muito Frio. Age no *Gan* (Fígado), no *Dan* (Vesícula Biliar), no *Pi* (Baço/Pâncreas) e no *Wei* (Estômago).

FUNÇÕES ENERGÉTICAS DA VESÍCULA BILIAR BOVINA

– Purifica o *Gan* (Fígado) e clareia a visão.
– Tonifica o *Dan* (Vesícula Biliar) e o *Wei* (Estômago).
– Neutraliza as toxinas.
– Elimina o Calor do *Xin* (Coração-*Yang*) e do abdome.
– Elimina a estagnação da Energia provocada pela Umidade Perversa.
– Harmoniza os Intestinos.

Para ser utilizada, a vesícula biliar bovina deve ser secada na sombra até que se torne endurecida; a posologia varia de 0,3 a 1 g/dia em decocção ou ingerida.

A vesícula biliar, pela sua característica energética de ser muito Frio, tem ação importante de eliminar o Calor instalado no:
– *Gan* (Fígado): acalma e purifica os malefícios provocados pelo Calor, promovendo melhora nas funções energéticas do *Gan* (Fígado), combate as icterícias de origem *Yang* e neutraliza as toxinas.
– Olho: clareia a visão, atua nas doenças dos olhos provocadas pelo Vento.
– *Wei* (Estômago): favorece a digestão e o trânsito gastroentérico, atuando na indigestão, empachamento gástrico, constipação intestinal, enterite crônica.
– *Xin* (Coração): purifica o Calor do *Xin* (Coração) atuando na agitação mental, alteração do *Shen*, (Mente), convulsões na criança.

– *Shen* (Rins) e *Gan* (Fígado): atua fortalecendo a Essência Sexual e combate os reumatismos de origem Vento-Frio.

– *Dan* (Vesícula Biliar): atua eliminando a Umidade Perversa do Tubo Digestivo, favorecendo o trânsito intestinal, evitando a penetração de toxinas; além disso, auxilia as funções energéticas do *Pi* (Baço/Pâncreas) pelo fato de eliminar a Umidade Perversa.

LEITE DE VACA

O leite de vaca é um alimento muito rico em nutrientes e suas proteínas são compostas de todos os aminoácidos essenciais. Estão presentes a caseína, a lactoglobulina e a lactoalbumina. A lactose é o glicídio do leite que é assimilado no estômago e nos intestinos e que necessita da ação da lactose para a sua hidrólise, transformando-se em ácido láctico, de ação importante na flora bacteriana intestinal, juntamente com as enzimas protelíticas.

O leite contém magnésio, sódio, potássio, fósforo e pequena quantidade de ferro. É a melhor fonte de cálcio para o ser humano, com grande biodisponibilidade. É também boa fonte de gorduras, de ácidos graxos saturados; é rico em vitaminas lipossolúveis.

As proteínas do leite de vaca são substâncias estranhas ao nosso organismo, por isso necessitam de digestão completa para serem absorvidas sem problemas no Tubo Digestivo (alergia alimentar). Do contrário, pode ocorrer reação do tipo alérgica a essas proteínas, e isto acontece mormente quando as funções energéticas do *Wei* (Estômago) e dos Intestinos estão imaturas ou quando existe estado de Plenitude de Calor, que se manifesta por meio de processo inflamatório (enterite, colite), nesses casos a absorção destas proteínas torna-se maior.

EFEITOS ENERGÉTICOS DO LEITE DE VACA

Apresenta sabor doce, propriedade neutra e ligeiramente refrescante. Age no *Xin* (Coração), no *Fei* (Pulmão) e no *Wei* (Estômago).

FUNÇÕES ENERGÉTICAS DO LEITE DE VACA

– Tonifica o estado de Vazio de Energia.
– Nutre o *Xue* (Sangue) do *Xin* (Coração) e o *Fei* (Pulmão).

– Neutraliza os efeitos tóxicos do Calor.
– Umedece os Intestinos, os músculos e a pele.
– Fortalece o *Fei Qi* (*Qi* do Pulmão) e do *Wei Qi* (*Qi* do Estômago).

O efeito energético do leite de vaca de fortalecer o Vazio de *Qi*, permite a sua indicação para restabelecer as fraquezas do organismo devidas ao esgotamento físico e mental, nas convalescenças de doenças, na constipação intestinal, na poliúria, na fraqueza das pernas, e também na imaturidade energética dos Órgãos/Vísceras como acontece nos lactentes e nas crianças pequenas.

O Calor Perverso instalado no *Xin* (Coração) e no *Pi* (Baço/Pâncreas), que provoca agitação psicomotora, ansiedade, náuseas, vômitos, pode ser contornado pelo uso de leite de vaca, pois ele possui característica de neutralizar os malefícios do Calor Perverso.

A característica energética de ser Frio do leite promove o combate à Plenitude de Calor, por isso apazigua a sede.

QUEIJO

O queijo feito a partir do leite de vaca, possui sabor doce e ácido, propriedade neutra e característica ligeiramente amornante. Age no *Fei* (Pulmão), no *Pi* (Baço/Pâncreas) e nos Intestinos.

FUNÇÕES ENERGÉTICAS DO QUEIJO

– Nutre o *Yin*, produz a Energia Essencial e o *Xue* (Sangue).
– Tonifica o *Fei* (Pulmão), umedece os Intestinos.

A Essência do queijo de vaca produz a Energia Essencial e o *Xue* (Sangue), promovendo a nutrição do *Yin Qi*, por isso o uso rotineiro de queijo repõe as perdas do *Yin* ocasionadas pelas atividades físicas, mentais e má alimentação.

É o indicado para deficiências do *Yin* e para combater o Falso Calor, estados de fraquezas, anemias, cansaço e fadigabilidade fácil.

CARNEIRO *(Ovis aries)*

A carne de carneiro possui sabor doce e característica bastante quente. Age no *Pi* (Baço/Pâncreas) e no *Shen* (Rins).

FUNÇÕES ENERGÉTICAS DA CARNE DE CARNEIRO

- Tonifica o Vazio do *Qi*.
- Aquece o *Zhongjiao* (Aquecedor Médio) e o *Xiaojiao* (Aquecedor Inferior).
- Acalma o *Xin* (Coração) e consolida o *Shen* (Mente).
- Tonifica o *Qi* dos tendões e dos ossos.

A função energética principal da carne de carneiro é a de aquecer o Mediano, isto é, aumentar as funções energéticas do *Zhongjiao* (Aquecedor Médio) que ativa o *Pi* (Baço/Pâncreas) e o *Wei* (Estômago), por isso abre o apetite e facilita a separação do alimento em Essência e em nutrientes no nível do *Wei* (Estômago).

O fortalecimento do *Xiaojiao* (Aquecedor Inferior), portanto do *Shen* (Rins), pelo consumo da carne de carneiro, promove melhor controle sobre o *Xin* (Coração), melhorando a relação entre esses dois Órgãos, por isso aumenta o *Zhi* (Vontade de Decisão), ao mesmo tempo que combate o medo e fortalece a região lombar, os joelhos, os ossos e supre as deficiências provocadas pelas fadigas.

A ação energética que exerce sobre o *Gan Qi* (*Qi* do Fígado) fortalece os tendões, acalma as convulsões infantis, combate as vertigens devidas ao Vento Perverso, dores cervicais e clareia a visão.

SUÍNOS *(Sus Strofa domestica)*

O porco pertence ao Movimento Água. É um animal onívoro, cuja constituição protéica do organismo assemelha-se muito à do Ser Humano. Por isso, as partes do porco são bastante utilizadas pelo ser humano, como substitutas de suas substâncias (insulina porcina) ou de partes (dura-mater de porco para enxerto).

CARNE DE PORCO

Apresenta sabor doce e salgado, propriedades neutra e Frio. Age no *Gan* (Fígado), no *Pi* (Baço/Pâncreas) e no *Shen* (Rins).

FUNÇÕES ENERGÉTICAS DA CARNE DE PORCO

- Nutre o *Yin*.
- Fortalece e tonifica o *Shen Qi* (*Qi* dos Rins).

– Tonifica e nutre o *Gan Qi* (*Qi* do Fígado).

– Fortalece o *Xue* (Sangue).

– Umedece a Secura.

A carne de porco tem ação predominante sobre o *Shen* (Rins), promovendo-lhe a nutrição do *Yin*, isto é, dando o suporte material a este Órgão. Ela tonifica o esgotamento e a fraqueza devidos ao Vazio de Energia do *Shen* (Rins). Proporciona a produção de hormônios renais, melhorando com isso a Essência Sexual e o controle sobre a atividade cardíaca e a diurese.

Nutre o *Gan-Yin* (Fígado-*Yin*), fortalecendo o *Gan* (Fígado) e fazendo a harmonização entre o *Yin* e o *Yang*, com isso, acalma o Vento Interno melhorando os tremores, convulsões, contraturas dos tendões e dos músculos. Faz aumentar as funções energéticas do *Gan* (Fígado), por isso tem efeito na produção do *Xue* (Sangue).

A carne de porco age no *Pi* (Baço/Pâncreas)/*Wei* (Estômago) por isso aumenta a produção de secreção gástrica, dos líquidos orgânicos que umedecem a Secura, a carne, a pele e o *Fei* (Pulmão). Por isso, deve ser utilizada no tratamento da desidratação ou no enfraquecimento dos líquidos orgânicos, tosse seca, constipação intestinal.

A carne de porco tem característica Frio, por isso favorece a Umidade. Em virtude desta característica, o uso constante dessa carne pode ser prejudicial para as pessoas portadoras de Umidade, de Umidade-Calor ou estagnação de Mucosidade, ocasionando-se nesses casos manifestações clínicas de alergias ou de distúrbios gastrintestinais.

CORAÇÃO DE PORCO

Apresenta sabor doce e salgado, propriedade neutra. Age no *Xin* (Coração).

FUNÇÕES ENERGÉTICAS DO CORAÇÃO DE PORCO

– Tonifica o *Xin Qi* (*Qi* do Coração).

– Tonifica o estado de Vazio de *Qi*.

– Acalma o *Shen* (Mente) e a ansiedade.

O coração de porco age tonificando e harmonizando a Energia do *Xin* (Coração), com efeitos nas sua funções energéticas:

- Coração: age nas palpitações, transpiração e insônia devidas ao Vazio de *Xin Qi* (*Qi* do Coração).
- Corrige a circulação contracorrente do *Xin* (Coração) (Doença do Afluxo Contrário).
- *Shen* (Mente): age na ansiedade, angústia, alegria excessiva, distúrbios de conduta.
- Vasos sanguíneos: age na estagnação e acúmulos de *Xue* (Sangue).

ESTÔMAGO DE PORCO

Apresenta sabor doce, propriedade amornante, age no *Pi* (Baço/Pâncreas) e no *Wei* (Estômago).

FUNÇÕES ENERGÉTICAS DO ESTÔMAGO DE PORCO

- Tonifica o *Pi Qi* (*Qi* do Baço/Pâncreas) e do *Wei Qi* (*Qi* do Estômago).
- Tonifica o *Zhongjiao* (Aquecedor Médio).
- Tonifica o estado de Vazio de *Qi*.

O estômago de porco age fortalecendo as funções energéticas do *Pi* (Baço/Pâncreas) e do *Wei* (Estômago), por isso promove melhora das funções motoras (peristaltismo) e digestivas do Tubo Digestivo. Assim, ajuda na separação do alimento em Essência pela ação que exerce sobre o *Zhongjiao* (Aquecedor Médio), o *Wei* (Estômago) e o *Pi* (Baço/Pâncreas). Por isso, é útil na insuficiência da Energia e da Essência, o que leva à fraqueza geral e ao emagrecimento, à diarreia líquida com alimentos não digeridos ou à polidipsia, o que ocorre na falta de *Yin Ye* (Líquido Orgânico).

A deficiência da Essência leva ao Vazio de *Fei Qi* (Pulmão), o que motiva o aparecimento de tosse crônica e tuberculose, assim como fraqueza em combater infecções e a falta de resistência, pois o *Fei* (Pulmão) é um dos Órgãos responsáveis pela formação do *Wei Qi* (Energia de Defesa).

O consumo rotineiro de estômago de porco fortalece o *Qi* e o *Xue* (Sangue) e, consequentemente, melhora a vitalidade geral do corpo, agindo na espermatorreia, poliúria, nas fadigas devidas ao Calor e na estagnação de *Xue* (Sangue) nos vasos sanguíneos.

FÍGADO DE PORCO

Tem sabor doce-amargo, característica amornante. Age no *Gan* (Fígado).

FUNÇÕES ENERGÉTICAS DO FÍGADO DE PORCO

– Tonifica o *Gan* (Fígado), clareando a visão.
– Nutre o *Xue* (Sangue).

Deve-se fazer o uso de fígado de porco no caso de emagrecimento associado ao Vazio de *Xue* (Sangue) consequente às fadigas física e mental. Também é utilizada para combater febre vespertina, palpitações, sede, originadas pela deficiência de *Xue* (Sangue).

Deve ser utilizado também nos casos de insuficiência de *Gan Qi* (Fígado) que ocasiona deficiência visual, hemeralopia, olhos avermelhados.

O fortalecimento do *Gan* (Fígado) corrige a diarreia com muco, intolerância intestinal e as síndromes devidas ao Vento do *Gan* (Fígado).

INTESTINO DE PORCO

Apresenta sabor doce, ligeiramente frio, propriedade neutra. Age no *Xiao Chang* (Intestino Delgado).

FUNÇÕES ENERGÉTICAS DO INTESTINO DE PORCO

– Tonifica o Vazio de *Qi* e a fraqueza do *Xiaojiao* (Aquecedor Inferior).
– Umedece os Intestinos e elimina a Secura.

A ação é exercida sobre os Intestinos, tonificando as suas funções energéticas, umedecendo e eliminando a Secura. O intestino de porco tem efeito na eliminação do Calor dos Intestinos, por isso é importante no tratamento de sangue nas fezes, diarreia mucosanguinolenta, hemorróidas e prolapso retal e como desintoxicante das vísceras.

PÉ DE PORCO

Apresenta sabor doce, propriedade neutra e ligeiramente refrescante. Age no *Shen* (Rins) e no *Wei* (Estômago).

O pé de porco é um prolongamento das funções energéticas do *Shen* (Rins), por isso as funções energéticas são semelhantes.

A função principal do pé de porco, pela ação que exerce sobre o *Shen* (Rins) e o *Wei* (Estômago), é a de tonificar o *Xue* (Sangue), de favorecer a lactação, de eliminar o Falso Calor e de aumentar a Essência Sexual.

A associação de pé de porco com vinagre e gengibre tonifica o *Xue* (Sangue), elimina o Vento Perverso, faz circular a Energia e elimina a estagnação do *Xue* (Sangue).

O porco, dentro da concepção da Filosofia Chinesa, pertence ao Movimento Água, que corresponde à Energia do *Shen* (Rins). O porco é um dos animais que mais se assemelha à constituição do Ser Humano, por isso seus tecidos podem ser utilizados nas próteses humanas.

A região do pé do porco, de preferência os pés traseiros, por serem a sede do caminho do *Shen* (Rins) (via das Águas), apresenta grande concentração de Energia desse Órgão. Por isso ao ingerir os pés de porco, pelo fato do *Qi* ser semelhante ao nosso, promove a tonificação do *Shen Qi* (*Qi* dos Rins).

O pé de porco, que possui característica bastante *Yin*, deve ser neutralizado pelo cozimento com a adição de vegetais dexintoxicantes (cebolinha, gengibre, alho).

A associação de pé de porco com a variedade de verdura chamada *Nêgui* (cebolinha) tem efeito na eliminação de cálculo renal.

De modo que o pé de porco deve ser utilizado no tratamento de quadro clínicos de fraqueza, falta de vontade, de decisão, poliúria, nictúria, pés frios, fraqueza nas pernas, lombalgia, impotência sexual ou nos quadros de Falso Calor que se manifesta por: lombalgia, osteoporose, dissociação Alto-Baixo, taquicardia, arritmias cardíacas.

RIM DE PORCO

Tem sabor doce, um pouco salgado, propriedade neutra e característica Frio. Age no *Shen* (Rins).

FUNÇÕES ENERGÉTICAS DO RIM DE PORCO

– Tonifica o Vazio do *Shen Qi* (*Qi* dos Rins).
– Permeabiliza a bexiga.

O rim de porco tem ação energética principal sobre o *Shen Qi* (*Qi* dos Rins), embora a sua característica de ser bastante Frio possa prejudicar o *Shen Qi* (Rins), por isso o Frio deve ser neutralizado pelo cozimento e adição de condimentos *Yang*.

O rim de porco tonifica a parte *Shen Yin* (Rim-*Yin*), por isso tem efeito sobre a lombalgia de caráter *Yin*, edema de membros inferiores, transpiração de origem fadiga, espermatorreia, transpiração noturna, fraqueza nos joelhos, pernas e tornozelo, diminuição da acuidade auditiva nos idosos.

Melhora também a anemia, o estado geral, a vitalidade do corpo e aumenta a Essência Sexual.

SANGUE DE PORCO

O sangue de porco apresenta sabor salgado, um pouco amargo e propriedade neutra.

FUNÇÕES ENERGÉTICAS DO SANGUE DE PORCO

– Elimina a plenitude do *Zhongjiao* (Aquecedor Médio).

O sangue de porco tem a propriedade de eliminar o Calor do Mediano, estando pois indicado para neutralizar o *Wei Yang* (Estômago) consequentemente à deficiência de *Yin*, que leva à circulação de Energia contracorrente do *Wei* (Estômago), provocando náuseas, vômitos, azia e eructações dolorosas.

Nutre o *Xue* (Sangue), por isso tem ação sobre vertigens de origem Vento Perverso ou Interno.

Promove também a eliminação de gorduras contidas nos alimentos.

VESÍCULA BILIAR DE PORCO

A vesícula biliar de porco, quando é secada, possui sabor bastante amargo, salgado e propriedade muito Frio. Age no *Gan* (Fígado), no *Dan* (Vesícula Biliar), no *Xin* (Coração), no *Fei* (Pulmão) e nos Intestinos.

FUNÇÕES ENERGÉTICAS DA VESÍCULA BILIAR DE PORCO

– Elimina o Calor, umedece a Secura.
– Neutraliza as toxinas.
– Purifica o *Xin Qi* (*Qi* do Coração).
– Refresca as Energias do *Pi* (Baço/Pâncreas) e do *Gan* (Fígado) e clareia a visão.
– Tonifica o *Dan Qi* (*Qi* da Vesícula Biliar).

A vesícula biliar de porco, por apresentar característica muito Frio, combate o Calor nas suas diversas formas: doenças do Calor de modo geral, excesso de Calor Interno, sede com secura da boca e com diminuição do *Jin Ye* (Líquido Orgânico), doenças do *Da Chang* (Intestino Grosso) com deficiência de *Jin Ye* (Líquido Orgânico) e com constipação severa, constipação intestinal devida ao Calor, amigdalites e inflamações da garganta pelo Calor no *Yang Ming* (Tubo Digestivo), osteoporose provocada pelo Calor nos ossos, asma tipo *Yang*.

Outra função energética importante da vesícula biliar de porco é a de neutralizar as toxinas absorvidas na luz intestinal ou formadas no decurso do metabolismo dos alimentos.

ABELHA *(Apis cerana Fabricius)*

MEL

O mel apresenta sabor doce, característica refrescante e propriedade neutra. Tem ação no *Fei* (Pulmão), no *Pi* (Baço/Pâncreas), no *Wei* (Estômago) e no *Da Chang* (Intestino Grosso).

FUNÇÕES ENERGÉTICAS DO MEL

– Tonifica o *Zhongjiao* (Aquecedor Médio), nutre o *Pi* (Baço/Pâncreas).
– Umedece a Secura.
– Acalma os Cinco Órgãos e as dores.
– Tonifica o *Qi* nos estados de Insuficiência de Energia.

O mel é uma fonte incomparável de Energia e de vitalidade. É constituído essencialmente de água, sais minerais e glicídios, sendo que, destes, 80% estão sob a forma de monossacarídeos (glicose, levulose) e menos de 2% sob a forma de sacarose. Os monossacarídeos quando ingeridos, são absorvidos da luz intestinal para a corrente sanguínea, sem ocorrer o dispêndio de energia no nível do tubo digestivo. Por isso, o mel como alimento é importante para os debilitados, convalescentes, portadores de afecções do Tubo Digestivo e, principalmente, para as crianças.

Além dos glicídios, o mel contém sais minerais (potássio, fósforo, cálcio, sódio, ferro), vitaminas (A, B_1, B_2, B_5, C), ácidos orgânicos (málico, cítrico, acético, fórmico).

FUNÇÃO ENERGÉTICA DO MEL

O mel como um todo age fortalecendo a Energia do Mediano [*Zhongjiao* (Aquecedor Médio)], por isso as funções catalisadoras ou de transformação dos alimentos são melhoradas. Isto proporciona maior liberação e absorção da Essência dos alimentos e também melhor digestibilidade e assimilação no nível intestinal. Com isso, o mel combate a anorexia e fortalece os Cinco Órgãos em Vazio.

A ação do mel sobre o *Yang Ming* (Tubo Digestivo) e sobre o *Pi* (Baço/Pâncreas) (*Tai Yin*) promove:

- Aumento das Energias do corpo (*Yang Qi, Wei Qi, Yin Qi*), por isso o mel é utilizado como tônico energético para o tratamento das fraquezas, poliúria, transpiração espontânea.
- Promove a circulação de *Yang Ming* (Tubo Digestivo) e o seu fortalecimento, com isso, tem efeito na úlcera gástrica, aftas e ulcerações na boca, má digestão, intestino preso, dores abdominais.
- Combate a Secura, umidificando-a. Tem ação sobre o *Tai Yin* [*Fei* (Pulmão) e *Pi* (Baço/Pâncreas)], por isso tem efeito em eczemas, urticárias e queimaduras.

13
PEIXES E FRUTOS DO MAR

O s seres vivos aquáticos (peixes, crustáceos, moluscos etc.), possuem características bastante *Yin*, apesar de existirem espécies mais *Yang* (*Yang* do *Yin*).

Os que apresentam mais característica *Yang* são os de hábitos diurnos, alimentam-se do zooplâncton, habitam mais próximos à superfície da água e possuem escamas mais coloridas. São conhecidos como peixes de escamas.

Enquanto os que apresentam mais característica *Yin* são os de hábitos noturnos, alimentam-se do fitoplâncton, habitam nas profundezas e no fundo das águas, não possuem escamas, são de coloração cinza-escura. São conhecidos como peixes de couro. Nesta categoria situam-se também os crustáceos (camarão, ostra, vôngole, siri).

Alguns seres aquáticos alimentam-se também da terra, por isso possuem alto teor de Energia Terrestre: em sua composição energética possuem bastante *Yin Qi*. A carpa, a tilápia e o camarão pertencem a este grupo, por isso o consumo desses frutos do mar nutrem abundantemente o *Shen Yin* (Rim-*Yin*).

Existem ainda os seres aquáticos que possuem intensa formação de ovos, denotando grande atividade dos órgãos reprodutores, caracterizando a presença em grande quantidade de Essência Sexual. O representante mais importante deste grupo é o camarão e os peixes que fazem grandes desovas. São os que apresentam grande vitalidade de Essência Sexual, por isso têm ação energética importante no *Shen* (Rins).

Os peixes e os frutos da água doce e marinha possuem geralmente característica refrescante e, sendo habitantes da região *Yin* (água, abaixo da linha do horizonte), possuem bastante Energia *Yin*; consequentemente, são benéficos ao *Yin* do Ser Humano, ou seja, à Energia do *Shen* (Rins). São estimuladores da formação da Essência Sexual do Homem, assim como repõem as perdas e os desgastes de *Qi* e de Matéria (*Yang* e *Yin*).

Quanto mais *Yin* for o alimento, mais necessita-se de recursos para neutralizar em parte o *Yin* e modificar a sua composição energética para mais *Yang*. É o processo de cozimento, de acidificação e de salgamento.

CAMARÃO *(Penaeus orientalis, Panulirus ornatus)*

A carne de camarão possui sabor doce, salgado, propriedade neutra, característica amornante e é ligeiramente tóxica. Tem ação sobre os Cinco Órgãos. É rica em cobre e vitamina D.

FUNÇÕES ENERGÉTICAS DO CAMARÃO

- Tonifica o *Shen Qi* (*Qi* dos Rins).
- Reforça o *Yang Qi*.
- Elimina a Mucosidade.

O camarão, pelo ambiente em que vive e pelo seu tipo de alimentação, apresenta características bastante *Yin*, pois incorpora Energia Telúrica. Por isso, a ação maior do camarão para o ser humano reflete-se na Energia do *Shen* (Rins), principalmente da Essência Sexual.

A vitalidade do camarão está localizada nos órgãos genitais e nos óvulos, que estão situados abaixo de carapaça da cabeça. Outra parte preciosa do camarão é o seu encéfalo.

A vitalidade da Essência Sexual traduz-se pela grande produção de ovos. O camarão produz uns 10.000 ovos por dia. Por isso, consumindo-se os ovários do camarão, eles transmitem esta grande vitalidade ao consumidor, fazendo com que fortaleçam as funções energéticas do *Shen* (Rins), com isso aumentando a vitalidade sexual, a força do organismo, recuperando o cansaço, combatendo a deficiência de Energia dos Órgãos que leva à hipotensão arterial, ao desânimo, à impotência sexual e às fraquezas.

O camarão tem a propriedade de regularizar o metabolismo celular aumentando a defesa do corpo contra as doenças. A ação sobre o *Shen* (Rins), além de tonificar, manifesta-se fortalecendo o *Yuan Qi*, a Energia Fonte, que vai aquecer e proporcionar a matéria para todos os Órgãos. Desta maneira, aquece o corpo frio, aumenta o vigor do corpo, promove a formação de *Xue* (Sangue), recupera o cansaço, normaliza a pressão arterial, evita a queda de cabelos, fortalece os ossos e os dentes, combate a astenia e a hipersensibilidade da pele.

Em parte estas funções energéticas do camarão são decorrentes da presença de sais minerais (cobre) e de vitaminas (D).

CARANGUEJO *(Eriochei sinensis)*

A carne de caranguejo é salgada, com característica refrescante e ligeiramente tóxica. Age no *Gan* (Fígado) e no *Wei* (Estômago).

FUNÇÕES ENERGÉTICAS DA CARNE DE CARANGUEJO

- Purifica o Calor.
- Tonifica o *Qi* dos tendões e dos ossos.
- Tonifica o *Gan Yin* (Fígado-*Yin*).
- Faz circular e vivifica o *Xue* (Sangue).
- Produz a secreção gástrica.

A função energética principal da carne do caranguejo é a de purificar o Calor, agindo sobre o Calor do *Gan* (Fígado) que lesa os tendões.

A ação de auxiliar na produção de secreção gástrica ajuda nos processos digestivos e, consequentemente, na absorção dos nutrientes próprios e de outros alimentos.

Não se deve fazer o uso desta carne para pessoas com estado de Plenitude de *Yin* do *Wei* (Estômago) e do *Pi* (Baço/Pâncreas), pela característica Frio que o caranguejo apresenta.

CARPA *(Cyprinus carpie)*

A carne de carpa possui sabor doce, propriedade neutra e característica refrescante. Tem ação no *Pi* (Baço/Pâncreas), no *Shen* (Rins), no *Fei* (Pulmão) e no *Gan* (Fígado).

É um peixe de água doce que possui cauda avermelhada e escamas levemente douradas.

FUNÇÕES ENERGÉTICAS DA CARPA

- Favorece a circulação da Água e tonifica o *Shen Qi* (*Qi* dos Rins).
- Fortalece a Essência Sexual.
- Tonifica o *Fei Qi* (*Qi* do Pulmão).
- Refresca o Calor.

A carpa possui natureza levemente *Yin*, com grande quantidade de Energia Telúrica (alimenta-se da terra); além disso, vive no fundo do rio ou em tanques não profundos, recebendo, por conseguinte, a Energia Celeste. As carpas de cor mais escura apresentam características mais *Yin*.

A carpa tem crescimento rápido, vitalidade e longevidade bastante longas, podendo viver até 250 anos. A grande vitalidade da carpa pode ser medida em relação ao tempo prolongado que consegue permanecer fora d'água. Este fato traduz a enorme força vital que a carpa possui. De modo que, ingerindo a carpa, o consumidor recebe essas qualidades.

Todas as partes da carpa podem ser consumidas, inclusive as vísceras, em forma de conservas. Na cabeça, osso, rabo e pele estão presentes grandes quantidades de uma gelatina que tem a ação de fortalecer as estruturas celulares da mucosa e dos filetes nervosos, aumentando o metabolismo celular e controlando o balanço energético do corpo. Essa gelatina faz com que as toxinas de cada célula sejam eliminadas; por conseguinte, o uso da carpa desintoxica e fortalece as células e a vitalidade do corpo.

A carne da carpa é rica em proteínas, óleos, cálcio, vitaminas A, B_1, B_{12}, ferro.

A carpa tem ação tonificante de *Yin Qi*, além de ser altamente nutritiva, agindo nos estados de Vazio de *Qi* e de *Xue* (Sangue) decorrente de perdas sanguíneas crônicas, hemorragias e nas convalescenças; também corrige as deficiências nutritivas e energéticas que levam ao emagrecimento, fraqueza e impotência sexual.

A ação tonificadora da carpa sobre o *Shen* (Rins) reverte-se no aumento da lactação e também no fortalecimento da parte hormonal dos rins e da Essência Sexual. Tem ação antinflamatória dos testículos e da próstata. A grande vitalidade da carpa e o seu efeito sobre o *Shen* (Rins) fazem com que a criança cresça mais rápido, desenvolvendo melhor as suas potencialidades físicas e mentais.

A energia *Yin* muito potente contida na carpa faz eliminar a água excedente do corpo que se apresenta sob as diversas formas de edemas. É a ação diurética da carpa.

Possui ação potente sobre o *Fei Qi* (Pulmão), fortalecendo-o, por isso combate a tosse crônica. Age também sobre os olhos e a icterícia.

Nas mulheres, ela promove o aumento da lactação, acalma a gestação e o excesso de movimentos fetais e elimina o edema dos pés.

Sendo a carpa de natureza *Yin*, deve-se neutralizar o seu *Yin* adicionando-se, por exemplo, o gengibre durante o seu preparo. A melhor maneira de preparo da carpa para preservar suas características energéticas é fazer o cozimento em vapor junto com o condimento.

ENGUIA *(Monopterus albus)*

A carne de enguia tem sabor doce, característica amornante e ligeiramente tóxica. Age no *Gan* (Fígado), no *Pi* (Baço/Pâncreas) e no *Shen* (Rins).

FUNÇÕES ENERGÉTICAS DA CARNE DE ENGUIA

- Tonifica o Vazio de *Qi*.
- Elimina o Vento e a Umidade Perversos.
- Tonifica o *Qi* Mediano.
- Tonifica o *Qi* dos Cinco Órgãos.
- Tonifica o *Qi* dos tendões e dos ossos.

Pela propriedade amornante que possui, a carne de enguia aquece os Cinco Órgãos, fortalecendo-os, e restaura os malefícios provocados pelo Vazio de Energia como fraqueza, emagrecimento, desequilíbrio entre a Energia e o *Xue* (Sangue).

Tem a propriedade de eliminar o Vento e a Umidade Perversos e aquecer o Frio, por isso é utilizado no combate ao reumatismo, frio no abdome, distúrbios urinários e ginecológicos do puerpério.

ESCARGOT *(Enlata peliomphala)*

O escargot possui sabor um pouco salgado, natureza fria e é ligeiramente tóxico. Age no *Wei* (Estômago) e nos Intestinos.

FUNÇÕES ENERGÉTICAS DO ESCARGOT

- Elimina e purifica o Calor Perverso.
- Elimina a Umidade Perversa.
- Circula a Água e dissipa os edemas.

A ação energética principal do escargot é a de eliminar e purificar o Calor do corpo, estando indicado para: convulsão de etiologia Vento-Calor, dor de garganta, parotidite provocada pela estagnação de Calor do *Yang Ming* (Tubo Digestivo), pneumonias com catarro hemoptóico ocasionadas pelo Calor no *Xue* (Sangue), conjuntivites, surdez, vertigens, zumbidos provocados pelo Calor do *Gan* (Fígado).

MEXILHÃO *(Mytilus crassitesta)*

A carne de mexilhão possui sabor um pouco salgado, característica amornante. Age no *Shen* (Rins) e no *Gan* (Fígado).

FUNÇÕES ENERGÉTICAS DO MEXILHÃO

- Tonifica o *Gan Qi* (*Qi* do Fígado) e do *Shen Qi* (*Qi* dos Rins).
- Fortalece a Energia Essencial e o *Xue* (Sangue).

A ação tônica sobre o *Gan* (Fígado) e o *Shen* (Rins) confere ao mexilhão a capacidade de evitar e atuar nos casos de: estado astênico por fadigas, emagrecimento por Vazio de Energia, vertigens do tipo Vazio de Essência e de *Xue* (Sangue), impotência sexual, espermatorreia, transpiração noturna, lombalgia, frigidez, decorrentes de Vazio do *Shen Yin* (*Yin* dos Rins), meno-metrorragia, corrimentos, hipertiroidismo, agitação, Calor contracorrente originado pela Plenitude de *Yang* do *Gan* (Fígado-*Yang*).

OSTRA *(Ostra arborea, Ostra virginica, Crassostrea brasiliana, Ostrea gigas)*

A carne de ostra tem sabor levemente salgado e característica Frio. Age no *Gan* (Fígado) e no *Shen* (Rins). É rica em ferro, cobre, manganês, iodo, vitaminas B_1, B_2, C.

FUNÇÕES ENERGÉTICAS DA OSTRA

- Fortalece o *Qi* e o *Xue* (Sangue).
- Tonifica o *Yin Qi* e o *Shen* (Rins).
- Amolece os processos duros.
- Elimina os acúmulos de Energia, de *Xue* (Sangue) e de Mucosidade.
- Inibe o aumento do *Yang Qi* do *Gan* (Fígado) pelo fortalecimento do *Gan Yin* (*Yin* do Fígado).
- Acalma a Mente (*Shen*).

A carne de ostra é de fácil digestão. Pela ação fortalecedora que exerce sobre o *Shen* (Rins) e pelo efeito tonificante do *Yin Qi*, as ostras atuam recompondo a vitalidade do corpo e da Essência Sexual e promovem o aumento da secreção dos hormônios sexuais.

As ações energéticas da ostra combatem a vertigem de origem Vazio do *Qi*, a transpiração abundante, espermatorreia, cansaço, diminuição da vitalidade sexual, insônia por deficiência do *Yin Qi* do *Shen* (Rins). Acalma o *Shen* (Mente) e as palpitações consequentes do Falso-Calor.

A ostra exerce a ação de acalmar o *Gan Yang* (*Yan* do Fígado), evitando a hiperexcitabilidade, os sobressaltos, e também faz a recuperação do cansaço do sistema nervoso. A presença de grande quantidade de iodo impede ou atua no hipertireoidismo. Harmoniza a metrorragia, a dismenorreia e combate o cansaço dos olhos.

Outra ação energética importante da ostra é a de amolecer os processos sólidos, de dissipar as estagnações de Energia e de *Xue* (Sangue) e de eliminar Mucosidade. Esta função energética da ostra corrige ou evita a formação de estagnação de *Qi* e de *Xue* (Sangue) que provoca dores pélvicas, abdominais e musculares.

A característica Frio da ostra combate o Calor do *Wei* (Estômago-*Yang*) que pode manifestar-se por azia, gastrites, gengivites, aftas, amigdalite e fome excessiva.

O consumo de ostra crua fortalece e restabelece as perdas de Energia; a ostra crua adicionada ao sabor ácido (limão) fortalece a Essência Sexual, e a ostra crua adicionada ao sabor ácido (limão) e nabo ralado atua aumentando a resistência contra o Frio. Sob a forma de fritura à milanesa, tem bom efeito sobre a enurese noturna.

A melhor maneira de se consumir a ostra é lavá-la no ralado de nabo, e a seguir, lavar em água salgada e depois adicionar limão e molho de soja (*shoyu*).

A ostra de tamanho maior apresenta outras características energéticas:

- Ação desintoxicante: limpa o *Xue* (Sangue), aumentando a vitalidade do corpo.
- Calmante: evita a dispersão de *Qi* quando se fica irritado.
- Corrige a Energia Vital.
- Contém grande quantidade de vitamina B_{12}, com isso melhora a produção e função dos glóbulos vermelhos, aumenta a função da tireoide e do fígado; é rica em vitamina C, por isso age como alimento vegetal, evitando o envelhecimento da artéria.
- Ajuda na produção de hormônios da suprarrenal e dos hormônios sexuais ovarianos, tornando a mulher mais feminina. Recomenda-se que as mulheres utilizem a ostra gigante em vez de ingerirem proteína de origem animal.

PEIXES EM GERAL

A carne de peixes constitui uma fonte de alimentação riquíssima em proteína, iodo e vitaminas, e possui pouca gordura.

O peixe é encontrado em todas as águas (doce e marinha), destacando-se entre os marinhos: namorado, robalo, atum, linguado, garoupa, corvina, tainha, badejo, pargo, pescada, sardinha, bacalhau, bonito, cavala, peixe-porco etc., e dentre os de água doce: pintado, dourado, curimbatá, pacu, cascudo, tambaqui, tucunaré, bagre, lambari, traíra etc.

Os peixes geralmente apresentam sabor doce, levemente salgado, característica refrescante e propriedade neutra.

FUNÇÕES ENERGÉTICAS DOS PEIXES EM GERAL

- Fortalecem e nutrem os Cinco Órgãos.
- Tonificam o *Qi*.

O peixe é um alimento rico em proteínas, o nutriente construtor responsável pela formação, fortalecimento e manutenção das estruturas orgânicas: sangue, músculos, ossos, produção de hormônios, enzimas, anticorpos.

É uma fonte importante de iodo, que entra na composição do hormônio tiroxina, regulador do metabolismo, de ação no crescimento celular e no desenvolvimento sexual e intelectual

As vitaminas presentes na carne de peixe auxiliam no crescimento, na visão, no metabolismo de proteínas, hidratos de carbono e de gorduras. A presença mais marcante é a de ácidos graxos Ômega 3, de característica antiplaquetária, que reduzem a agregação dos fatores de coagulação sanguínea, evitando as doenças vasculares (trombose, embolia); agem também como anticolesterol.

Os peixes de modo geral também ajudam a Energia do *Pi* (Baço/Pâncreas) e fortalecem o *Qi* Mediano; com isso, são tônicos do *Qi*, fortalecendo e nutrindo os Cinco Órgãos. Aqueles que têm ação sobre o *Shen* (Rins) (carpa, cação) favorecem a diurese.

POLVO *(Octopus vulgaris)*

O polvo possui sabor doce-salgado, natureza Frio.

FUNÇÕES ENERGÉTICAS DO POLVO

– Nutre o *Xue* (Sangue) e fortalece o *Qi*.
– Promove a formação dos músculos.

A indicação principal do polvo é a de promover a tonificação do *Qi* e do *Xue* (Sangue), fornecendo Energia e Matéria, revitalizando e repondo as perdas energéticas por fadigas.

RÃ *(Rana temporária chenchinensis)*

A carne de rã tem sabor doce-salgado, natureza fresca.

Tem ação no *Fei* (Pulmão) e no *Shen* (Rins). Tem a capacidade de nutrir esses dois Órgãos, atuando nos estados de fadiga ocasionada pela deficiência ou consumo excessivo da Energia *Yin*. Age repondo as perdas e consolidando o *Fei Yin* (*Yin* do Pulmão) e do *Shen Yin* (*Yin* dos Rins).

Tem efeito fortalecedor da vitalidade do corpo, aumentando a difusão das energias pelo efeito tônico que exerce sobre o *Fei* (Pulmão).

A sua natureza fria combate os efeitos deletérios do Calor. Para os portadores de afecção do Frio e da Umidade, não se recomenda o consumo da carne de rã, pois pode trazer complicações gastrointestinais e piorar a afecção do Frio-Umidade.

VÔNGOLE *(Anomalocardia brasiliana, Phacordes pectinatus)*

Esta variedade de ostra tem efeito preponderante como calmante, para combater a falta de Energia e para aumentar a Essência Sexual.

Estes efeitos são decorrentes da sua ação energética e pelos nutrientes que contém:

- Grande quantidade de vitamina B_{12}, fortalece e normaliza as funções energéticas do fígado, corrige a visão noturna.
- O aminoácido treolina, presente em grande quantidade, faz aumentar a drenagem da bile hepática para a vesícula biliar, combatendo a estagnação, que pode ocasionar hepatite, inflamação do colédoco. É útil para o tratamento das icterícias, das colecistites e dos cálculos biliares.
- A presença de vitamina B_{12}, ferro, cálcio, caroteno, vitaminas (B_1, B_2, C) e cobalto tem o efeito de corrigir a anemia e promover o crescimento do corpo. É útil para as crianças em desenvolvimento. O uso rotineiro do vôngole supre a necessidades de vitamina B_{12}, sem os inconvenientes do uso de carne de origem animal.
- Aumenta as funções energéticas do *Wei* (Estômago) e dos Intestinos, promovendo melhor digestão e absorção dos alimentos e, pela características refrescante, corrige as tendências *Yang* destas Vísceras.

Dentre as ostras, o vôngele vive mais tempo fora da água devido ao fato da sua vitalidade ser bastante forte pela presença de substâncias revitalizantes. O consumo de vôngole transmite esta essência para o organismo humano.

Para se obter melhor efeito do vôngole, deve-se fazer um tipo de sopa, utilizando-se a pasta de soja (*missô*), que associa os aminoácidos de soja com a vitamina B_{12} do vôngole.

14

VEGETAIS EM GERAL LEGUMES, HORTALIÇAS, CONDIMENTOS

A função energética principal dos vegetais é a de corrigir os malefícios provocados pelo hábito de se comer somente um determinado tipo de alimento (carne, massa, doces etc.), isto é, os vegetais harmonizam e complementam a alimentação. Desta maneira, o uso exclusivo de vegetais poderá trazer desarmonia interna, pois faltarão outros nutrientes indispensáveis ao metabolismo humano, pois os vegetais não são alimentos completos.

Os vegetais, para a sua constituição energética e de nutrientes, dependem do clima, local da cultura, tipo de terra, umidade, tempo de colheita e de conservação. Uma mesma espécie poderá ter características diferentes dependendo das variações das condições acima ou da parte utilizada para o consumo, se for raiz, caule, folha, frutos, sementes, pois as características energéticas podem ser diferentes (por exemplo é o que ocorre com *Nelumbo nucifera, Articum lappa*).

Assim como o nosso organismo mantém a saúde por meio do equilíbrio entre o *Yang* e o *Yin* e o desequilíbrio deles produz a "doença" ou de natureza

Yang (calor, febre, agitação) ou de natureza *Yin* (frio, fraqueza), os vegetais também apresentam característica *Yang* (vegetais que crescem em local mais quente, no verão; folhas, verduras selvagens) ou característica *Yin* (vegetais que crescem em local frio, no inverno, na água, raízes).

De modo que a utilização dos alimentos vegetais pelo Ser Humano depende do seu estado *Yang/Yin*. Se a pessoa tem natureza *Yin*, deve comer vegetais com características *Yang* e vice-versa.

VEGETAIS E O RITMO DO CORPO

A fisiologia energética dos nossos *Zang Fu* (Órgãos/Vísceras) e tecidos obedece às variações das Quatro Estações, responsáveis pelo movimento da vida e da morte. Os vegetais, com maior razão, também obedecem ao ciclo das Quatro Estações, existindo por isso os vegetais ditos "da época", que são aqueles que são produzidos naquela estação do ano: primavera, verão, outono ou inverno. Isto significa que essas plantas sasonais conservam dentro de si as características energéticas opostas à da estação correspondente, a fim de que a planta possa viver em seu meio ambiente. Assim, as plantas que são consumidas no verão têm em si grande quantidade de Energia Frio a fim de combater o calor do meio ambiente, por isso essas plantas se caracterizam por possuir característica refrescante. As de inverno possuem característica amornante.

A grande contribuição dos vegetais é justamente a de imprimir o ritmo natural das mudanças sazonais ao nosso organismo, a fim de que se possa manter o equilíbrio *Yang/Yin* do nosso corpo e assim entrar também em equilíbrio com o meio ambiente de maneira a promover e manter a vitalidade do organismo.

Por isso, por exemplo, no verão, o nosso organismo está aquecido e este calor é neutralizado pelo consumo de plantas que tenham característica frigorífera, isto é plantas ou frutas de verão.

Além do mais é importante para a complementação alimentar no que se refere à Energia, escolher vegetais que sejam produzidos mais próximos de onde vive a pessoa, e os vegetais escolhidos devem ser os da época, pois assim as Energias Celestes e Terrestres dos vegetais serão iguais às do Ser Humano neste meio e, por conseguinte, haverá melhor aproveitamento alimentar.

Os vegetais que são produzidos artificialmente e colhidos fora da época normal trazem consigo Energias que não são próprias para o Ser Humano naquele momento, podendo ocasionar o desequilíbrio do *Yang* e do *Yin*.

Por exemplo, o uso de pepino produzido no verão ocasiona a instalação da doença de Frio, se for consumido fora desta estação.

Os vegetais produzidos em estufas, por terem mais características e natureza *Yin*, descontrolam o ritmo do organismo, promovendo o esfriamento do corpo. Certamente, se o organismo já tem tendência ao estado *Yin*, a ingestão desses alimentos irá acentuá-lo. O meio de atenuar o processo é ingerindo bastante vegetais silvestres (selvagens).

Enfim, os vegetais, os frutos, as verduras da época recondicionam o ritmo do corpo frente às variações energéticas das Quatro Estações.

OS VEGETAIS E A PRODUÇÃO DE SANGUE

Os vegetais verdes possuem grande quantidade de clorofila, que é precursora de hemoglobina. Tanto a clorofila quanto a hemoglobina têm fórmulas químicas semelhantes.

Clorofila

Hemoglobina

Por isso, os vegetais verdes aumentam a formação de *Xue* (Sangue). A deficiência de ingestão de clorofila torna difícil a formação da hemoglobina pelo nosso organismo, levando a quadro de anemia que é frequente em pessoas que ingerem em demasia proteína de origem animal (ovo, frango, carne, queijo, leite), conservas em lata, massas, refrigerantes.

Neste caso, independentemente da pessoa estar com característica *Yang* ou *Yin*, deve-se consumir rotineiramente vegetais verdes. Além disso, o pigmento verde digere e elimina as escórias do sangue e elimina os catabólitos, limpando o sangue.

OS VEGETAIS E A REORGANIZAÇÃO DA FUNÇÃO INTESTINAL

Os vegetais contêm grande quantidade de fibras que estimulam a função do intestino grosso, por isso promovem melhor peristaltismo.

O comprimento do intestino grosso é proporcional ao tipo de alimentação. Assim, os herbívoros possuem intestino grosso longo, ao passo que os carnívoros têm o intestino grosso mais curto. O homem, sendo onívoro, possui um comprimento intermediário.

Desta maneira, o Ser Humano ingerindo carne como alimento rotineiro, provoca a estagnação de alimento no intestino grosso, com isso ocorre a maior permanência de fezes no intestino que podem entrar em estado de putrefação e as toxina serem absorvidas. Porém ao adicionar os vegetais na alimentação, pelo fato de aumentar o peristaltismo, esse transtorno é contornado.

Da mesma forma, o consumo exclusivo de vegetais pelo ser humano, leva a um aumento de evacuação, pois o intestino grosso é curto para este tipo de alimentação, além do mais, pelo fato do intestino ser curto não consegue a digestão e a absorção completa dos alimentos vegetais, resultando em carência de determinadas substâncias.

OS VEGETAIS COMO FONTE DE VITAMINA C E FIBRAS

As folhas verdes dos vegetais são fonte inesgotável de vitamina C, quantidade essa muito maior do que a encontrada nas frutas.

A vitamina C tem a função de fortalecer os vasos sanguíneos e de promover a coesão celular, pois aumenta o tônus muscular dos tendões e lubrifica as articulações.

O consumo corriqueiro dos vegetais, como acompanhamento do alimento principal (grãos, feijão, carne, massas), supre as necessidades de vitamina C, sais minerais e mantém o corpo aquecido, evitando o esfriamento do corpo, que é início das doenças do Frio.

As fibras são materiais não assimiláveis, encontradas somente nos vegetais, que fornecem dois tipos de fibras: as solúveis, como a mucilagem e a pectina, que compõem a polpa das frutas, e as insolúveis, constituídas de celulose, hemicelulose, lignina, e encontradas nas folhas, caules e casca dos vegetais.

A pectina está presente em todas as frutas e na maioria dos vegetais, principalmente em laranja, maça, cenoura, pêra, batata, mamão, castanhas etc. Ela promove a eliminação de substâncias tóxicas prejudiciais à saúde, no nível da luz intestinal. A pectina promove a eliminação de sais biliares, diminuindo a taxa de colesterol sanguíneo, com isto interferindo no ciclo colesterol/sais biliares.

Os sais biliares que estão no intestino são absorvidos novamente e se transformam em colesterol. Eliminando os sais biliares junto com a pectina por meio das fezes, o organismo necessita recorrer ao colesterol armazenado para a formação de sais biliares, por esta razão, a pectina diminui o colesterol do corpo.

Essa função é aumentada quando se ingere juntamente a vitamina C, pois esta vitamina ativa a enzima responsável pela conversão do colesterol em sais biliares.

A pectina tem a ação de reduzir o nível de colesterol do tipo Lipoproteína de Alta Densidade, benéfica às células do organismo.

A pectina, na luz intestinal, impede a passagem excessiva de glicose para os vasos sanguíneos, evitando o endurecimento das artérias.

ABÓBORA-MORANGA *(Cucurbita maxima)*

A abórora-moranga apresenta sabor doce e propriedade amornante e, quando está madura, adquire propriedade Frio. Tem ação no *Pi* (Baço/Pâncreas), no *Wei* (Estômago) e no *Xin* (Coração).

FUNÇÕES ENERGÉTICAS DA ABÓBORA-MORANGA

- Tonifica o *Zhongjiao* (Aquecedor Médio).
- Fortalece o *Qi*.
- Elimina o Calor Perverso.
- Neutraliza as toxinas.

Existem vários tipos de abóbora que variam de tamanho, formato, cor e peso. As abóboras que apresentam melhores qualidades alimentares são as que possuem casca dura e polpa rígida, que são pequenas e pesadas.

A casca da abóbora-moranga contém grande quantidade de clorofila, necessária para a produção de sangue no ser humano, por isso não deve ser desprezada no consumo deste vegetal. A cor amarelo brilhante da polpa deve-se à presença de carotenóides, que são os precursores da vitamina A. Ingerindo-se a abóbora crua, obtém-se 10% de aproveitamento dos carotenos; se cozida em água, o resultado é de 30% e, se cozida com óleo vegetal, a cifra sobe para 90%.

Na abóbora-moranga encontram-se mais de 50 carotenóides naturais, dos quais boa parte é convertida em vitamina A nas células do intestino delgado. A vitamina A é imprescindível para a visão noturna, para a vitalidade da pele, das membranas, das mucosas, dos ossos e dos dentes e para a produção de neutrófilos e hemácias; além disso, atua no sistema imunológico e na vitalidade do sangue.

Uma outra parte dos carotenóides funciona como antioxidante, ligando-se a radicais livres, neutralizando-os.

Esses radicais livres são produzidos por processos metabólicos naturais e estão presentes na alimentação rica em gorduras, na poluição ambiental (gases industriais, combustão de combustível), nos produtos químicos, na radiação atmosférica. São substâncias que têm na sua composição elétrons livres que se ligam a quaisquer moléculas que passam a recebê-los, constituindo o fenômeno da oxidação.

Normalmente esses radicais livres são benéficos ao organismo, participando nas reações bioquímicas do corpo e combatendo os micro-organismos agressores. Entretanto, quando os radicais livres estão presentes em grande quantidade, tornam-se patológicos e ligam-se à molécula de tecidos sadios, enfraquecendo-os, fato este que ocorre, principalmente, onde existe o tecido gorduroso, como nas membranas celulares ricas em gorduras constantes ou invisíveis. As lesões e as agressões tornam as membranas celulares susceptíveis a doenças degenerativas, envelhecimento precoce, deficiência imunológica e formação de tumores.

Para fazer frente aos radicais livres, além dos carotenóides existem várias substâncias de ação antioxidantes com poder de neutralizá-los, entre as quais as vitaminas A, C, E e o selênio. Estudos têm mostrado que estas substâncias antioxidantes desempenham papel fundamental na prevenção do câncer.

ABÓBORA-MORANGA E A DOENÇA DO FRIO

A abóbora é um fruto que se desenvolve durante o verão, por isso encerra a Energia *Yang*, a Energia Calor própria desta estação. Este Calor conserva-se dentro da abóbora que, consumida no inverno, liberta esta Energia, e vai combater e impedir a penetração do Vento-Frio própria da estação inverno, evitando assim as paralisias decorrentes da penetração desse agente perverso.

O mesmo efeito ocorre ingerindo-se no Verão, pois ajuda-se o corpo a se adaptar à nova mudança de estação (Outono) ou, no Outono, resguardando o corpo contra o frio do Inverno.

ABÓBORA-MORANGA E A GRAVIDEZ

O uso do talo da abóbora sob a forma de suco tem a propriedade de fazer crescer e desenvolver o feto do modo natural.

As sementes torradas aumentam a lactação, pois têm ação sobre a Energia do *Shen* (Rins), que são os precursores da Energia do Vaso Concepção (*Ren Mai*), responsável pela transformação do *Qi* Materno em leite.

ABÓBORA-MORANGA E O *Shen* (RINS)

Tem ação fortalecedora sobre a Energia do *Shen* (Rins), aumentando a diurese, e age sobre a próstata diminuindo ou evitando a hipertrofia da mesma. O efeito é maior ingerindo-se as sementes de abóbora torradas. Estas sementes, pela ação que exercem no *Shen* (Rins) agem como hipotensores, principalmente, na hipertensão arterial do tipo *Yin*, prevenindo o acidente vascular cerebral do tipo isquêmico.

ABÓBORA-MORANGA E O TUBO DIGESTIVO

A abóbora é de fácil digestão, regulariza a função dos intestinos e favorece o aproveitamento de seus próprios nutrientes. A presença de vitaminas e de fibras contidas na abóbora-moranga aumenta o peristaltismo intestinal, evitando a prisão de ventre, com isso evita-se a estagnação de fezes e consequente absorção maior de radicais livres.

Outra função energética importante da abóbora é a de fortalecer a função do pâncreas, aumentando a produção de insulina, por conseguinte tem ação hipoglicemiante.

ABÓBORA-MORANGA E A VITALIDADE

A abóbora tem a propriedade de ser amornante, por isso a sua ingestão aquece o corpo, aumentando a Energia *Yang* e, por conseguinte, a atividade dos órgãos, das vísceras e dos tecidos. É bastante eficaz na convalescença.

O fato de aumentar a Energia *Yang* melhora a circulação sanguínea e, como na sua polpa existe grande quantidade de ferro e na sua casca, a clorofila, aumenta a produção de sangue e também promove o seu equilíbrio, pois os sais minerais, principalmente o cálcio e o fósforo, estão em uma proporção balanceada.

AGRIÃO *(Nasturtium officinale)*

O agrião é uma planta aquática, com talo estendido, grosso e carnoso, ramificado na parte superior; cresce espontaneamente nos riachos, nas margens dos rios, nos vales, nos charcos. As flores são hermafroditas e as sementes são bastante finas.

Possui sabor picante, amargo e doce, com propriedade refrescante e característica neutra. Tem ação no *Fei* (Pulmão). Contém um óleo essencial, iodo, ferro, fosfato e vitamina C.

FUNÇÕES ENERGÉTICAS DO AGRIÃO

O agrião tem efeito sobre o tubo digestivo promovendo o fortalecimento das suas funções, melhorando a digestão e a hipotonia do aparelho digestivo. A riqueza em vitamina C proporciona melhor absorção de ferro, corrigindo as anemias.

O efeito diurético do agrião faz a limpeza do sangue, a eliminação de excesso de líquido, ajudando nas doenças renais, na calculose renal e nas hidropsias.

O efeito maior do agrião é o de umedecer as vias respiratórias, esfriando os processos *Yang* do *Fei* (Pulmão). É particularmente indicado para o tratamento da tosse seca (pelo Calor ou Secura), boca seca com disfagia e sede pela Secura. É antídoto para os efeitos tóxicos do cigarro.

O sabor picante e a topografia do seu crescimento (planta aquática) conferem ao agrião a característica de transformação do Metal em Água. Por isso, além dos efeitos sobre a Energia do *Fei* (Pulmão), tem efeito nascente sobre o *Shen* (Rins), fortalecendo-os, ajudando a combater o diabetes tipo II ou não insulinodependente, o reumatismo e a uricemia.

ALFACE *(Lactuca sativa)*

A alface é uma planta existente durante o ano todo, apresentando as variedades de verão e inverno.

Apresenta sabor amargo, doce e propriedade refrescante que é mais acentuada na variedade do verão. Age no *Ying Ming*, ou seja, no *Wei* (Estômago) e no *Da Chang* (Intestino Grosso).

FUNÇÕES ENERGÉTICAS DA ALFACE

- Permeabiliza os Canais de Energia (Meridianos).
- Descongestiona o mediatismo.
- Combate os acúmulos do Frio, de Mucosidade, e as estagnações de Energia.

As funções energéticas da alface possuem a característica de promover a circulação de Energia, evitando as estagnações de Energias Turvas que podem ocorrer no trato digestivo (dores abdominais, diarreia) e no Canal de Energia Principal do *Gan* (Fígado) (insônia, vertigem, icterícia, reumatismo, priapismo, disúria).

ALHO *(Allim sativum)*

O alho é uma erva culinária e medicinal, cujo bulbo formado por gomos ou "dentes" é rico em proteínas, hidratos de carbono, sais minerais (cálcio, fósforo, ferro, sódio, potássio) e vitaminas (complexo B e C). É utilizado como condimento, aromatizante de outros pratos e desintoxicante de alimentos de origem animal.

O alho é um vegetal rico em componentes, destacando-se a alicina, uma substância sulfurada que lhe dá o odor característico quando o bulbo é macerado, com atividade antibacteriana para os Gram-negativos e Gram-positivos e no combate às infecções por fungos e vírus.

O extrato de alho tem-se mostrado eficaz na prevenção de tumores malignos em animais de experimentação.

Dentre os minerais contidos no alho destacam-se o selênio e o germânio. O Selênio atua como antioxidante ligando-se a radicais livres de oxigênio. Sem esta ação antioxidante, ocorre a oxidação dos tecidos orgânicos, levando-os ao processo de degeneração e de cancerização. O germânio, além do efeito antioxidante, atua como energizante celular e condutor de oxigênio para as células e age também como regulador do sistema imunológico.

O alho apresenta sabor picante e propriedade amornante. Tem ação sobre o *Pi* (Baço/Pâncreas), o *Wei* (Estômago), o *Fei* (Pulmão) e o *Da Chang* (Intestino Grosso).

FUNÇÕES ENERGÉTICAS DO ALHO

- Faz circular a Energia em estagnação e a dissipa.
- Tonifica os Canais de Energia *Yang*.

– Aquece o *Pi* (Baço/Pâncreas) e o *Wei* (Estômago), facilita a digestão.

– Antitóxico.

– Elimina as Energias Perversas (Frio, Vento-Frio e Umidade).

– Dispersa a Mucosidade.

Ao promover o aumento da atividade *Yang* do Tubo Digestivo, facilitando as funções energéticas de digestão, assimilação e de trânsito, propicia melhor aproveitamento dos alimentos. Evita a penetração, pelas vilosidades intestinais, das toxinas animais e crustáceas, mantendo o sangue limpo.

A ação de circular a Energia pelos Canais, principalmente dos *Yang*, faz com que os tecidos, as células recebam maior aporte de Energia e de *Xue* (Sangue), evitando o desgaste e a degeneração celular.

O uso do alho ajuda no tratamento dos doenças consequentes ao esfriamento e à estagnação de Energia (dores abdominais, gastralgia, má digestão, plenitude abdominal, hepatite, prurido vulvar, frio nas extremidades etc.).

Os efeitos caloríferos do alho, juntamente com o seu efeito de ativar os Canais *Yang*, são benéficos para expulsar as Energias Perversas estagnadas na superfície que se manifestam por febre, calafrios, dores musculares e articulares que são sinais de acometimento pelo Vento-Frio.

O alho, promovendo o aquecimento do Mediano, facilitam a formação da Essência Sexual e da atividade energética do *Shen* (Rins) e, consequentemente, promove boa vitalidade celular ao corpo físico.

ALHO-PORRO *(Allium porum)*

Este legume pertence à família das liliáceas; seu bulbo e suas folhas apresentam sabor picante, característica amornante, agem sobre o *Gan* (Fígado), o *Wei* (Estômago) e o *Shen* (Rins).

FUNÇÕES ENERGÉTICAS DO ALHO-PORRO

– Aquece o *Zhongjiao* (Aquecedor Médio).

– Faz circular o *Qi*.

– Dissipa a estagnação de *Xue* (Sangue).

– Neutraliza as toxinas.

– Tonifica a Energia do *Shen* (Rins).

– Fortalece o *Yang Qi*.

O alho-porro acalma os Cinco Órgãos e, sobretudo, tem ação tonificante sobre o *Shen* (Rins), sendo utilizado no tratamento de suores noturnos com grande sede [perda do *Yin* do *Shen* (Rins) com Falso-Calor], nas espermatorreias, impotência sexual, lombalgias, diarreias crônicas (deficiência de *Shen Yin* (*Yin* dos Rins).

O alho-porro tem ação desintoxicante do *Da Chang* (Intestino Grosso), neutralizando o excesso de *Yang* existente. É utilizado no tratamento de afecções inflamatórias do *Da Chang* (Intestino Grosso).

Age sobre o sistema *Pi* (Baço/Pâncreas)/*Wei* (Estômago) harmonizando as suas funções energéticas. É utilizado para náuseas, empachamento gástrico etc.

ALHO-PORRO, *Shen* (RINS) E EFEITO DESINTOXICANTE

O alho-porro é, por excelência, um vegetal que tem ação sobre as duas partes vitais do organismo. A primeira ação reflete-se na parte média do corpo [*Zhongjiao* (Aquecedor Médio)], responsável pela assimilação da Essência dos alimentos, e a outra, sobre a transformação desta Essência em Energia, que ocorre no *Shen* (Rins).

Essa dupla ação do alho-porro confere-lhe as propriedades para o tratamento ou para evitar a maioria das alterações energéticas que provocam náuseas, disfagia, diarreia, eructações, impotência sexual, Vazio de *Yang*, Vazio de *Yin*, polução noturna, hematúria, polidipsia, dores cardíacas de origem Frio.

Nos casos de impotência sexual, de Frio do *Shen* (Rins), lombalgia *Shao Yin*, polução noturna, é útil a associação do alho-porro com nozes refogadas em óleo de gergelim.

BARDANA *(Articium lappa)*

A bardana é uma planta herbácea, cuja raiz tem sabor doce-amargo e adstringente; é pouco calorífera. Age sobre as funções energéticas do *Fei* (Pulmão), do *Shen* (Rins), do *Wei* (Estômago) e dos Intestinos.

FUNÇÕES ENERGÉTICAS DA BARDANA

– Elimina o Vento e o Calor Perversos.
– Tonifica o *Qi*.
– Elimina as toxinas.

BARDANA E O *Shen* (RINS)

A raiz da bardana tonifica o *Yin Qi* do *Shen* (Rim-*Yin*), aumentando a vitalidade sexual, principalmente naqueles com fraqueza nos membros inferiores. Age ainda sobre a raiz *Yang* do *Shen* (Rim-*Yang*), promovendo maior produção de hormônios sexuais e, com isso, tem efeito virilizante e também aumenta a vitalidade sexual. Estas ações são provocadas pela unulina (função renal) e arginina (secreção de hormônios sexuais).

O efeito tônico sobre o *Shen Qi* (Rins) traduz-se pelo aumento da diurese, promovendo a desintoxicação e a eliminação das impurezas do sangue pela urina. É usada para doenças do Frio, afecções renais, queda de cabelo, impotência sexual, fraqueza, adinamia.

A raiz da bardana tem o poder de acelerar a decomposição de todos os catabólitos que vão ser eliminados tanto pelo suor (Rim-*Yang*), quanto pela urina (Rim-*Yin*), fazendo a depuração do *Xue* (Sangue) e, com isto, melhorando e harmonizando o equilíbrio *Yin/Yang* do organismo.

BARDANA, O TUBO DIGESTIVO E O *Xue* (SANGUE)

A raiz de *Arctium lappa* aumenta a peristaldismo intestinal melhorando o trânsito intestinal, por isso é utilizada para a prisão de ventre.

Outra ação é a de aumentar a produção de glóbulos vermelhos, pois ela é rica em ferro e age sobre os órgãos produtores de sangue.

A essência da raiz da bardana está concentrada na casca, por este motivo a casca não pode ser desprezada (descascar a bardana), mas sim escovada com escova grossa para se retirar a terra. A cor escura é devida à presença de ácido tânico, que não é tóxico. Não retirar este ácido (deixar a bardana em imersão na água), pois se assim o fizer, estar-se-á tirando as propriedades medicinais da bardana.

A associação da bardana com óleo vegetal (óleo de gergelim) potencializa seus efeitos.

INDICAÇÕES DA BARDANA

- Fraqueza nos membros inferiores, lombalgia, impotência sexual, pés frios.
- Calor e inflamação da garganta, odontalgia.
- Edema facial provocado pelo Vento Perverso.
- Calor na superfície (acne, furúnculos).

EFEITOS ENERGÉTICOS DA BARDANA

- Ação antianêmica: preparar raiz da bardana + verduras de folhas verdes + óleo vegetal.
- Para útero caído (colpoperioneoretocele): embeber algodão com suco de raiz de bardana e colocá-lo na vagina.
- Anticatarral: ralar o raiz e tomar o suco.
- Contra picada de inseto: ralar a bardana e colocá-la no local.
- Amornar o corpo: juntar à bardana cozida a pimenta vermelha (malagueta).
- Combater o Frio ou estado *Yin*: fritar a raiz em óleo de gergelim, junto com a cenoura.
- Regularizar os intestinos: cozinhar a raiz da bardana junto com outros legumes.

Obs.: Quando se adicionar açúcar, usar somente o açúcar mascavo.

BATATA-DOCE *(Ipamoea batatas)*

É uma planta herbácea própria de clima tropical; necessita de calor e umidade e solo fofo para o crescimento. Os tubérculos constituem alimento altamente nutritivo, rico em amido, sais minerais (cálcio, fósforo, ferro), vitaminas A, C e complexo B e pequena quantidade de proteína vegetal.

Apresenta sabor doce e característica neutra. Age no *Pi* (Baço/Pâncreas) e no *Shen* (Rins).

FUNÇÕES ENERGÉTICAS DA BATATA-DOCE

- Tonifica o *Zhongjiao* (Aquecedor Médio).
- Harmoniza o *Xue* (Sangue).
- Produz *Jin Ye* (Líquidos Orgânicos).
- Aumenta o peristaltismo gástrico e intestinal.
- Elimina as estagnações do *Xue* (Sangue).

As ações energéticas da batata-doce acontecem nos dois níveis mais importantes: o do *Zhongjiao* (Aquecedor Médio), responsável pelo *Qi* Adquirido e no *Shen* (Rins), origem de todas as Energias do corpo (*Yang* e *Yin*).

Essas funções energéticas, associadas à grande quantidade de amidos, fazem da batata-doce alimento importante na dietética.

O uso da batata-doce corrige as deficiências de trânsito gastrintestinal (empachamento gástrico, distensão abdominal, diarreia, intestino preso) e melhora a digestão. Ajuda o tratamento do pós-parto que inclui anemias, fadigas, estado de convalescença e desnutrição, pois fortalece a Energia e o *Xue* (Sangue). Ajuda também a combater as doenças provocadas pela Umidade-Calor, por exemplo icterícia, diarreia, abcesso da mama e furúnculos.

BATATINHA *(Solanum tuberosum)*

É uma planta herbácea, cujas raízes tuberosas, ricas em amido, constituem a reserva energética e nutritiva da planta toda. A casca, que também é comestível, é rica em flúor.

A batatinha possui sabor doce, adstringente, característica neutra e propriedade Frio. Age no *Pi* (Baço/Pâncreas) e no *Wei* (Estômago).

FUNÇÕES ENERGÉTICAS DA BATATINHA

– Nutre a Energia.
– Fortalece o *Pi* (Baço/Pâncreas)/*Wei*(Estômago) e o *Zhongjiao* (Aquecedor Médio).

É um alimento nutritivo por excelência, agindo sobre o *Yin* do corpo, encorpando a matéria. A ação sobre o *Zhongjiao* (Aquecedor Médio) favorece a separação da Essência dos alimentos, com consequente transformação nas diversas formas de Energia; enfim, nutre a Energia.

O efeito sobre o *Pi* (Baço/Pâncreas) e o *Wei* (Estômago) ajuda a combater as gastralgias e úlceras gastroduodenais, náuseas, vômitos e prisão de ventre.

BROTO DE BAMBU *(Bambusa vulgaris, B. tuidoides, Dendrocalamus latiflorus, D. giganteus, Phyllostachys nigra)*

No Brasil há mais de 20 espécies aproveitáveis de bambu, sendo que as mais comuns são as dos gêneros *Phiyllostachus*, *Dendrocalamus* e *Bambusa*. Os brotos são colhidos de setembro e novembro (brotos da primavera) e de janeiro a março (brotos de verão).

O broto de bambu contém altas doses de ácido cianídrico, altamente tóxico, de sabor amargo. Para torná-lo atóxico, deve-se fervê-lo trocando-se várias vezes a água de fervura até desaparecer o sabor amargo, ou adicionar bicarbonato de sódio.

O broto de bambu é rico em nutrientes, hidratos de carbono, água, proteína, fibras. É pobre em gorduras, tem alta concentração de potássio, fósforo, cálcio e pequenas quantidades de sódio, zinco, ferro e manganês.

Após o preparo, o broto de bambu apresenta sabor doce, característica refrescante acentuada. Age no *Fei* (Pulmão), no *Wei* (Estômago) e no *Pi* (Baço/Pâncreas).

FUNÇÕES ENERGÉTICAS DO BROTO DE BAMBU

– Favorece a digestão e o apetite.
– Elimina o Calor Perverso, dissipa a Mucosidade.

O broto de bambu, utilizado no seu estágio de crescimento, faz com que os nutrientes e a Energia sejam facilmente absorvidos pelo corpo, pois está em processo de transformação de duas Energias (*Yang* e *Yin*).

O uso deste alimento reduz o Calor do *Wei* (Estômago), reduzindo a hiperacidez e favorecendo a digestão. Age também sobre o Calor do *Fei* (Pulmão), ajudando no tratamento da tosse seca, tosse com catarro hemoptóico, opressão do tórax. Nas afecções do tubo digestivo, é utilizado para náuseas, vômitos, hiperacidez, anorexia.

CANELA, CASCA *(Cinnamomum cassia)*

A casca de canela possui sabor picante e propriedade neutra. Age no *Gan* (Fígado), no *Shen* (Rins) e no *Pi* (Baço/Pâncreas).

FUNÇÕES ENERGÉTICAS DA CANELA

– Reforça o *Yang* vital.
– Aquece o *Pi* (Baço/Pâncreas) e o *Wei* (Estômago).
– Dispersa o acúmulo de Frio.
– Revigora os vasos sanguíneos.

O seu uso combate a deficiência da função renal, friagem dos membros e da parte inferior do corpo, a debilidade e o colapso do *Yang Qi*, dor abdominal e a diarreia e amenorreia. Enfim a casca da canela tem a função de expelir o Frio Interior.

CARÁ *(Dioscorea cirrosa)*

O cará é uma planta que produz tubérculos subterrâneos, cuja polpa encerra grande quantidade de hidratos de carbono (amido), sais minerais (cálcio, fósforo, ferro), vitamina do complexo B.

Apresenta sabor doce, ácido, característica neutra, propriedade Frio. Age no *Pi* (Baço/Pâncreas) e no *Shen* (Rins).

FUNÇÕES ENERGÉTICAS DO CARÁ

– Tonifica e fortalece o *Pi* (Baço/Pâncreas)/*Wei* (Estômago).
– Nutre o *Shen* (Rins).
– Fortalece o *Qi* do *Xue* (Sangue).

A polpa do tubérculo de cará é rica em amido e é constituída de hidratos de carbono simples e complexo. Estes passam por um processo lento de digestão e absorção gradual de açúcar no sangue. É um alimento altamente nutritivo, pois os açúcares são armazenados sob a forma de glicogênio no fígado e nos músculos.

A ação do cará no Tubo Digestivo faz-se fortalecendo as funções energéticas deste, ajudando no tratamento de diarreia, perda de apetite, cansaço mental, letargia e preguiça.

O efeito sobre o *Shen* (Rins) fortalece tanto a parte *Yin* como a *Yang*, fortalecendo e repondo as Energias do *Shen* (Rins). Ajuda no tratamento das fadigas (física, sexual), transpiração espontânea, espermatorreia, poliúria.

A ação combinada sobre o *Pi* (Baço/Pâncreas) e o *Shen* (Rins) promove a formação e o fortalecimento do *Xue* (Sangue). O cará deve ser utilizado para tratar os estados pós-hemorrágicos (pós-parto, menometrorragia, hemoptise, hematêmese).

CEBOLA *(Allium cepa)*

O bulbo desta liliácea apresenta gosto picante, com a característica de tonificar o *Gan Qi* (*Qi* do Fígado), o *Fei* (Pulmão), o *Da Chang* (Intestino Grosso) e o *Shen* (Rins). Possui propriedade calorífera.

Além da ação tonificante sobre esses Órgãos, promove a circulação de *Xue* (Sangue) e abre passagem à Energia *Yang*, ou seja, possui efeito antiestagnante de Calor, promovendo ação levemente calorífera e sudorífera, por isso é utilizada no tratamento de abcessos, reumatismos, febres, amigdalites, afecções oculares, cefaleias, disenteria de origem *Yang*, dores abdominais e cardíacas de origem *Yang*, hemorragias, epistaxes etc.

Como tonificante do *Shen* (Rins), tem ação diurética, combate as gorduras e as Mucosidades do *Xue* (Sangue), dores abdominais e cardíacas de origem *Yin*, zumbidos de origem renal, e também as manifestações de deficiência de *Qi* no *Shen* (Rins).

O consumo de cebola fortalece a Energia do *Shen* (Rins) e do *Xin* (Coração), aumentando a vitalidade orgânica e sexual, tornando o corpo mais leve e ágil. Com o fortalecimento do *Xin* (Coração), os vasos sanguíneos também se tornam fortes, melhorando a circulação periférica; com isto, evita-se o aparecimento da hipertensão arterial e, pela ação calorífera, evita-se a arteriosclerose.

CEBOLA E O TUBO DIGESTIVO

A cebola fortifica a função energética do *Wei* (Estômago) e ajuda na absorção dos nutrientes e da Essência dos alimentos do Tubo Digestivo para o *Xue* (Sangue). Esta ação é importante, principalmente quando se come essencialmente grãos: neste caso, a cebola melhora a digestão e ajuda no transporte da Essência alimentar e nutritiva para a corrente sanguínea, evitando o "estufamento" abdominal quando se ingerem "farinhas".

A cebola ainda harmoniza as funções dos órgãos internos e acalma a excitação do sistema nervoso, provocada pela alteração do *Shen* (Mente) e protege as funções energéticas do *Gan* (Fígado).

USO DA CEBOLA

- Fortalecer Vasos Sanguíneos: usar a cebola, fazendo-se decocção, e tomá-la como chá.
- Antialérgico (brotoejas, asma...): usar a casca seca externa, fazer pó e ingeri-lo como chá.
- Proteger o *Gan* (Fígado) nas ressacas, alergias: pó da casca seca: tomá-lo como chá.

O *Allium cepa* é empregado como antídoto nas intoxicações por venenos e carnes estragadas,

Associado ao gengibre, aumenta bastante o poder calorífero e sudorífero, combatendo as doenças do Vento-Frio como resfriados e gripes.

CEBOLINHA *(Allim macrosternum, A. chinensis)*

O bulbo da cebolinha (*laquiô*) possui sabor picante, amargo, característica amornante. Tem ação no *Fei* (*Pulmão*) e no *Wei* (Estômago).

FUNÇÕES ENERGÉTICAS DA CEBOLINHA

– Promove a circulação da Energia, principalmente *Yang* e *Xue* (Sangue).
– Direciona o fluxo de Energia para o Baixo.
– Dissipa a estagnação de Energia.

O sabor picante, a característica amornante e o efeito no *Fei* (Pulmão) fazem da cebolinha um dos alimentos que ajudam no processo de difusão e circulação de Energia, combatendo as estagnação de Energia e de *Xue* (Sangue) e eliminando a Umidade e o Frio Perversos.

Esses efeitos propiciam maior atividade do Tubo Digestivo, facilitando a produção do suco digestivo, aumentando o peristaltismo e evitando o intestino preso.

O uso da cebolinha ajuda a combater as dores consequentes à estagnação de Umidade-Frio no tórax (dor torácica, tosse, dispneia, dores de lado) e também no abdome (dor e distensão abdominal, epigastralgia).

CENOURA *(Daucus carota)*

Constitui um excelente alimento de alto valor nutritivo, cuja raiz, fortemente aromática, contém glúten, albumina, açúcar, ácido málico, ácido láctico, flúor, carotina ou colesterina, vitaminas A, E, K etc.

Tem ação sobre o *Pi* (Baço/Pâncreas), o *Wei* (Estômago), o *Shen* (Rins) e o *Fei* (Pulmão), com sabor doce, característica amornante, propriedade neutra.

FUNÇÕES ENERGÉTICAS DA CENOURA

– Tonifica o *Pi Qi* (*Qi* do Baço/Pâncreas).
– Elimina a estagnação alimentar do *Wei* (Estômago).
– Estimula o apetite.

- Acalma a agitação de *Qi* dos Cinco Órgãos.
- Liberta o *Zhongjiao* (Aquecedor Médio).
- Umedece o *Shen* (Rins), tonifica o *Yang* original e o *Xiaojiao* (Aquecedor Inferior).
- Elimina o Frio e a Umidade Perversos.
- Elimina o Calor Perverso e neutraliza as toxinas.

CENOURA E O *Fei* (PULMÃO)

Esta umbelífera, pelo seu efeito tonificador do *Fei* (Pulmão), aumenta a defesa celular e, pela ação reguladora sobre a membrana celular, melhora a defesa da célula harmonizando as funções celulares.

A ação sobre o *Fei* (Pulmão) promove o fortalecimento da Energia da pele aumentando o *Wei Qi* (Energia de Defesa) que, desta forma, impede a penetração do Vento-Frio, que é causador, entre outros, de resfriados, gripes, pneumonias.

CENOURA E O *Shen* (RINS)

A cenoura, pela sua ação tonificante sobre o *Shen* (Rins) e pelo seu efeito amornante, promove o aumento da vitalidade, recuperando o cansaço, o corpo enfraquecido, a falta de potência sexual, combate a pressão baixa e a sensação de corpo frio. Ainda pela ação que exerce sobre o *Shen* (Rins) e *Ren Mai* (Vaso Concepção), aumenta a produção de leite materno.

A deficiência de *Yin Qi* faz aparecer a transpiração noturna e a Energia Yang contracorrente (Falso Calor). O fortalecimento do Shen (Rins) impede essa deficiência assim como lubrifica e dá cor aos cabelos.

A cenoura age sobre o córtex suprarrenal (Rim–*Yang*) aumentando a produção hormonal.

CENOURA E O *Xue* (SANGUE)

A cenoura tem ação na sua produção de hemácias (vitamina A), ajuda na circulação do sangue (vitamina E), principalmente, quando existe o Frio, que retarda a circulação do mesmo e mantém o sangue limpo.

A ação da cenoura sobre o sangue, pela presença da vitamina A, corrige a hipermenorragia, evita o arroxeamento do rosto, é antianêmica, melhora a cegueira noturna e protege a pele contra o frio, evitando a aspereza, manchas e rachaduras da pele.

Obtêm-se melhores resultados para a circulação de *Xue* (Sangue) associando-se a cenoura à raiz de lótus e ao espinafre. E como tonificante do *Xue* (Sangue), a cenoura proporciona melhores efeitos quando também há a utilização de suas folhas.

A folha de cenoura é rica em aminoácidos, íons cálcio e vitamina A. Tem ação regularizadora sobre a membrana celular, promovendo a defesa da célula, pois aumenta a resistência da célula, evitando e prevenindo as doenças degenerativas do adulto, por isso tem ação anticancerígena, antidiabetogênica e antiasmática.

A cenoura é tônico do *Xue* (Sangue), por isso, comendo-a regularmente, o corpo torna-se forte e saudável. Quando se está com deficiência de *Xue* (Sangue), deve-se juntar à cenoura (salada) a uva passa, que tem grande quantidade de ferro, de fácil absorção.

A cenoura contém grande quantidade de carotina e vitamina A, substâncias não hidrossolúveis, termorresistentes e lipossolúveis. Por isso, para se obter maiores concentrações destes elementos, deve-se cozinhar a cenoura em óleo vegetal (óleo de gergelim).

Quando a cenoura é utilizada crua (ralada, suco), as vitaminas e substâncias lipossolúveis não são totalmente aproveitadas.

A cenoura, pela ação de aumentar a resistência da célula (que se torna mais hígida e com maior capacidade de reação do organismo), deve ser utilizada para o tratamento de fraqueza, emagrecimento, falta de resistência, como acontece em crianças com resfriados frequentes ou mesmo em adultos em estado de fraqueza ou em convalescença.

CHEIRO-VERDE *(NÊGUI) (Allium fistulosum)*

É uma planta que apresenta sabor picante, com característica de amornar. Age no *Shen* (Rins), no *Gan* (Fígado), no *Pi* (Baço/Pâncreas), no *Wei* (Estômago) e no *Xin* (Coração). Reproduz-se em áreas úmidas e ensolaradas.

FUNÇÕES ENERGÉTICAS DO CHEIRO-VERDE

– Libera as Energias Perversas para a superfície, eliminando-as.
– Permeabiliza os Canais de Energia Principais *Yang*.
– Neutraliza as tóxinas.
– Libera o Vento e o Frio Perversos para o Exterior.

NÊGUI E A DIGESTÃO

O cheiro-verde ajuda na digestão dos alimentos, principalmente dos amidos.

Os cereais, bem como os grãos, como o trigo, milho e arroz, são ricos em amido, substância esta que não sofre ação digestiva no nível do estômago. No Tubo Digestivo alto, a amilase age sobre o amido, porém, quando chega ao estômago, esta enzima é destruída, de modo que o amido passa para os Intestinos, onde é lentamente digerido, muitas vezes provocando distensão e desconforto abdominal.

O cheiro-verde tem o efeito de facilitar a digestão do amido, pois age no *Xiao Chang* (Intestino Delgado) melhorando a sua função de secretar enzimas e promover a assimilação dos alimentos, enquanto o *Allium cepa* também promove a digestão e ajuda no transporte da Essência alimentar e nutritiva da luz intestinal para a circulação sanguínea.

O *Nêgui* tem ação desintoxicante, combatendo a toxicidade dos alimentos, principalmente de origem animal.

Ainda tem ação sobre o *Xiao Chang* (Intestino Delgado), melhorando as suas funções energéticas e promovendo a diurese.

NÊGUI E O VENTO FRIO PERVERSO

O chá de cheiro-verde, utilizando-se a parte branca e as raízes, tem efeito calorífero, promovendo o aumento da temperatura corporal e também da transpiração. É utilizado para combater resfriados e gripes, pois tem ação contra o Vento-Frio.

NÊGUI E A VITALIDADE

O cheiro-verde (folha e raiz) tonifica a parte *Shen Yin* (Rim-*Yin*), dispersando o excesso de *Shen Yang* (Rim-*Yang*); com isto, as funções energéticas do *Shen* (Rins) são harmonizadas, promovendo-se o aumento da vitalidade sexual e também melhor transformação da Essência alimentar em Energia (*Yuan Qi*), que ativa as funções energéticas de todos os Órgãos e Vísceras.

Promove a limpeza e ativa a circulação do *Xue* (Sangue) e, pelo seu efeito amornante, aquece o corpo frio ou o estado *Yin* quando o corpo torna-se sem vitalidade.

Pelo efeito tônico energético sobre o *Shen* (Rins), o *Nêgui* melhora a transpiração espontânea e suores noturnos, melhora a respiração, favorece a micção e elimina a Mucosidade. Evita a formação dos cálculos renal e vesical, que são consequentes à secura da Mucosidade do *Shen* (Rins) e do *Pang Guang* (Bexiga). O *Nêgui* também dissolve os cálculos renais já formados, pelo aumento do *Yin Qi*, que modifica a polaridade dos cálculos. A associação do cheiro-verde com o pé de porco tem a propriedade de eliminar os cálculos renais.

Esta planta, além de fortalecer o *Shen* (Rins), age sobre os órgãos genitais, ativando suas funções fisiológicas, por isso tem efeito sobre a impotência sexual, infertilidade, frigidez etc.

USO DO CHEIRO-VERDE

- Resfriados, gripes com obstrução nasal e cefaleia: misturar água quente em cinco raízes de cheiro-verde (parte branca) + 10 g. de *missô* + 3 fatias de gengibre. Ferver até ficar pela metade. Tomar à noite e provocar transpiração (suadouro).
- Dor de garganta, por gripe ou rouquidão, por falar muito: o cheiro-verde inteiro deve ser repartido ao meio no sentido longitudinal, flambar no fogo até ficar murcho, colocar na garganta a parte cortada e enfaixar. Trocar várias vezes.
- Edema dos membros inferiores com oligúria: ralar a parte branca, acrescentar mel e colocar embaixo da cicatriz umbilical.
- Otite proveniente de gripe: cortar 3 cm. da parte branca e colocar no conduto auditivo: por aumento da temperatura local, a estagnação deve desbloquear-se. Ir trocando o cheiro-verde até desaparecer a inflamação.

COENTRO *(Coriandum sativum)*

O coentro é uma planta anual, tem folhas de cor verde-brilhante que exalam cheiro forte até que amadureçam os frutos de aroma doce e característico.

O coentro é utilizado como condimento ou remédio, suas folhas e flores tenras podem ser acrescentadas a saladas ou sopas e os frutos secos, utilizados na preparação do *curry*, no tempero de peixes, assados, tortas, pães.

O coentro possui sabor picante, propriedade calorífera. Tem ação no *Gan* (Fígado) e no *Pi* (Baço/Pâncreas).

FUNÇÕES ENERGÉTICAS DO COENTRO

– Facilita a digestão.
– Provoca a transpiração.
– Faz baixar o excesso de Calor Perverso.

As funções energéticas do coentro conferem-lhe propriedades carminativas, estomáquicas e estimulantes das funções energéticas gástricas e hepáticas.

O efeito calorífero e a ação sobre o *Pi* (Baço/Pâncreas) e o *Gan* (Fígado) facilitam o processo digestivo de outros alimentos, assim como ajuda a combater o acúmulo de alimentos, a Mucosidade (dissipam-na), o acúmulo de Calor no *Xiao Chang* (Intestino Delgado).

Ao propiciar a sudorificação, ajuda a eliminar as toxinas e as Energias Perversas instaladas na pele, assim como baixar o Calor do corpo (sensação de corpo quente, fogacho, sensação de calor que sobe).

Deve-se restringir o uso do coentro como condimento e remédio nos casos de afecções provocadas pelo Falso Calor cuja origem seja por Vazio de *Yin*.

COGUMELO SHIITAKE *(Cortinellus shiitake)*

Esta variedade de cogumelo, cujo sabor é insosso, tem característica amornante e age sobre o *Gan* (Fígado), o *Shen* (Rins), o *Pi* (Baço/Pâncreas) e o *Fei* (Pulmão).

É rico em ácido guanil, elimina, leucina, vitamina A, B, C, D, sais minerais e, estando seco (quando fica com somente 10% de água), possui maior quantidade de vitamina D.

SHIITAKE E A ARTERIOSCLEROSE

Uma das substâncias presentes em grande quantidade no *Shiitake* é a fitosterina, que tem a característica de aumentar o metabolismo do colesterol, evitando a sua permanência e deposição no sangue na parede arterial.

Ao lado desta substância, esse cogumelo apresenta característica amornante que, com isto, evita o aparecimento do Frio no nível celular, responsável pelo aparecimento de gorduras que vão formar ateromas na parede de vasos sanguíneos.

SHIITAKE E A EVOLUÇÃO DO CÂNCER

Recentemente tem-se estudado a presença de substâncias contidas no *Shiitake* que têm a capacidade de parar a evolução do câncer.

SHIITAKE E O *Gan* (FÍGADO), O ENCÉFALO E NERVOS

A ação fortalecedora do *Gan* (Fígado) pelo cogumelo faz-se por meio da sua Energia e das suas substâncias, principalmente a metionina, que fortalece as funções energéticas do *Gan* (Fígado) e dos hormônios sexuais femininos. A presença de vitamina D, além da ação sobre o ossos e dentes, age também sobre as células nervosas, melhorando as funções energéticas do sistema nervoso.

SHIITAKE E A OBESIDADE, O DIABETES, A HIPERTENSÃO ARTERIAL, A ESSÊNCIA SEXUAL

O cogumelo é um dos alimentos que têm baixo teor em calorias, por isso a sua digestão é feita sem muito dispêndio da Energia do *Wei* (Estômago) e dos Intestinos. Associado a este fator, a presença de vitamina D e de outras substâncias do cogumelo aumenta o metabolismo e também a eliminação dos catabólitos, promovendo a limpeza do sangue e dos órgãos internos, por esta razão, o cogumelo tem efeito no tratamento da obesidade, diabetes e afecções renais.

O cogumelo *Shiitake* tem ação tonificadora sobre o *Pi* (Baço/Pâncreas), o *Shen* (Rins) e o *Gan* (Fígado), efeito este obtido pelo tipo de Energias e de nutrientes que possui. As deficiências energéticas desses Órgãos são corrigidas pelo uso de cogumelo *Shiitake*, que também tem ação de expulsar as Energias Perversas instaladas como a Umidade, o Frio e o Calor. A ação que exerce sobre as Energias do *Pi* (Baço/Pâncreas), do *Shen* (Rins) e do *Gan* (Fígado) tem efeitos sobre a obesidade, o diabetes, a hipertensão arterial e sobre as outras afecções destes Órgãos.

Agindo sobre os Órgãos dos três *Yin* do pé, o *Shiitake* fortalece o *Xue* (Sangue).

O cogumelo *shiitake* tem grande efeito energético no *Shen* (Rins), fortalecendo tanto a parte *Yin* como a *Yang*, promovendo assim aumento da Essência Sexual, podendo ser utilizado nas deficiências, assim como nos gastos excessivos de Energia Sexual. A Essência Sexual é promotora da

Energia Vital e é a responsável pela formação do *Xue* (Sangue), agindo sobre o *Shen* (Rins), os ossos e a medula óssea.

SHIITAKE E O *Tai Yin* (BAÇO/PÂNCREAS E PULMÃO)

Desde a antiguidade conhecem-se os efeitos terapêuticos do *Shiitake* no combate aos resfriados, gripes e como anticatarral. Essa propriedade deve-se à ação que este cogumelo exerce sobre a funções energéticas do *Fei* (Pulmão) e do *Pi* (Baço/Pâncreas), promovendo o aumento de suas Energias. Desta maneira, o *Wei Qi* (Energia de Defesa) elaborado pelo *Fei* (Pulmão) elimina a penetração do Vento-Frio, causador de resfriados e gripes, ao passo que o aumento da Energia do *Pi* (Baço/Pâncreas) auxilia na expulsão da Umidade Perversa, responsável pelo catarro.

O cogumelo *Shiitake* normaliza as funções do intestino grosso pela presença de vitamina B e D e da nicina, que evita a irritação da pele, tornando-a sedosa e brilhante.

COUVE-DE-BRUXELAS *(Brassica oleracea)*

É uma hortaliça de clima frio ou de regiões altas. Contém grande quantidade de proteínas, fósforo, ferro, vitamina C.

A couve-de-bruxelas possui sabor doce, propriedade neutra e característica amornante. Age nos Cinco Órgãos.

O consumo regular desta hortaliça fortalece o *Shen* (Rins), o encéfalo, os Cinco Órgãos e harmoniza as Seis Vísceras [*Pangguang* (Bexiga), o *Xiao Chang* (Intestino Delgado), o *Da Chang* (Intestino Grosso), o *Dan* (Vesícula Biliar) e o *Sanjiao* (Triplo Aquecedor)].

O efeito amornante da couve-de-bruxelas aquece os Cinco Órgãos e as Seis Vísceras, ajuda a combater o Frio e aumenta as atividades dos mesmos.

A presença de ferro e de vitamina C confere-lhe a capacidade de ajudar na produção de sangue, transformando a ferritina em sais ferrosos.

CRAVO-DA-ÍNDIA *(Eugenia caryophylata)*

É utilizado o botão seco desta erva como especiaria para o alimento ou chá. Apresenta sabor picante e propriedade morna, por isso tem o efeito de expelir o Frio Interior.

Tem ação sobre o *Zhongjiao* (Aquecedor Médio) e o *Shen* (Rins).

FUNÇÕES ENERGÉTICAS DO CRAVO-DA-ÍNDIA

– Aquece o *Zhongjiao* (Aquecedor Médio) e o *Shen* (Rins).
– Suplementa o *Yang Qi*.
– Promove as funções energéticas digestivas.
– Expulsa o Vento-Frio Perverso.

O uso do cravo-da-índia combate o estado de deficiência do Frio do *Pi* (Baço/Pâncreas) e do *Shen* (Rins), dor de origem Frio torácico e abdominal, a coqueluche, os vômitos e a diarreia.

ERVILHA *(Pisum sativum)*

A ervilha possui sabor doce, um pouco salgado, propriedade frigorífera e característica neutra. Tem ação sobre o *Pi* (Baço/Pâncreas) e o *Wei* (Estômago).

FUNÇÕES ENERGÉTICAS DA ERVILHA

– Harmoniza o *Zhongjiao* (Aquecedor Médio).
– Refresca o Calor.
– Efeito diurético.

A ervilha age no *Qi* Mediano, que é importante na formação da Essência, da qual vão originar-se as diferentes formas de Energia.

A presença de Calor nesse sistema trava as funções energéticas do *Wei* (Estômago) e do *Pi* (Baço/Pâncreas), provocando náuseas, vômitos, diarreia aguda e crônica.

O efeito frigorífero da ervilha neutraliza a ação nociva do Calor. Além disso, produz o *Jin Ye* (Líquido Orgânico), possui efeito diurético e antipirético e alivia a sede.

A ervilha, pela sua propriedade frigorífera, é adequada para a homeostase energética interna, frente ao Calor do Verão.

ESPINAFRE JAPONÊS *(Spinacea oleracea)*

É considerado o rei das verduras pelas suas características. Age no *Wei* (Estômago), no *Pi* (Baço/Pâncreas), no *Fei* (Pulmão) e nos Intestinos. Tem propriedade adstringente, sabor doce, ácido, característica Frio e é ligeiramente tóxico.

FUNÇÕES ENERGÉTICAS DO ESPINAFRE JAPONÊS

- Nutre e harmoniza o *Xue* (Sangue) e acumula o *Yin*.
- Elimina a estagnação de *Xue* (Sangue), aumenta a circulação sanguínea.
- Umedece a Secura.
- Favorece os Cinco Órgãos.
- Neutraliza o Calor do *Wei* (Estômago) e dos Intestinos.
- Libera e neutraliza o efeito tóxico do álcool e do Calor.
- Harmoniza o *Qi* Mediano.
- Diminui a Plenitude de *Yang*.
- Elimina o Vento, clarifica a visão.

O espinafre japonês apresenta característica peculiar que o difere de outras verduras, que é a de possuir estrutura molecular protéica semelhante à dos animais. Possui grande quantidade de aminoácidos, principalmente a lisina, o triptofano e a cistina. Além do mais é rico em vitamina A, B_1, B_2, C, D, E, K, clorofila, proteína e sais minerais, dos quais se destacam o cálcio, ferro, iodo, cobre e magnésio.

O gosto adstringente do espinafre deve-se à presença de ácido oxálico que, no intestino, une-se aos sais minerais, principalmente ao cálcio, formando substâncias insolúveis. Quando este ácido penetra no organismo por consumo excessivo de espinafre, pode-se ocasionar a formação de cálculos biliares e renais.

O modo de neutralizar esse ácido é pelo cozimento. Por isso, o espinafre sempre deve ser consumido após a fervura e lavagem em água corrente. Deve-se desprezar a água da fervura. No caso do espinafre, não é indicado comê-lo cru como salada ou suco.

O uso diário de 50 a 80 g não produz efeito tóxico.

ESPINAFRE E OS HORMÔNIOS

Uma outra função importante desta planta é a de melhorar a secreção de todos os hormônios hipofisários e também de equilibrar toda função hormonal do corpo, promovendo a sua harmonização e evitando que esses hormônios fiquem estagnados, ajudando, assim, na sua circulação.

Deve ser orientado o uso de espinafre japonês para as pessoas que apresentam disfunção hormonal, retenção anormal dos hormônios, deficiência hormonal, hipodesenvolvimento ponderoestatural. Por exemplo, no tratamento de diabetes que pode ser consequente à emoção reprimida, fadigas física e mental, desequilíbrio alimentar (alimentação incorreta, excesso de gordura ou açúcar).

ESPINAFRE E A PELE

O espinafre contém biotina, cujo efeito é o de evitar a queda dos pêlos e de eliminar as brotoejas e assaduras. Além disso, contém vitamina A, que aumenta a resistência de pele; com isso, melhora os quadros de hipersensibilidade, irritação, espinhas.

ESPINAFRE E A PRODUÇÃO DE SANGUE

Os aminoácidos, sais minerais e clorofila, principalmente a clorofila, o ferro e o magnésio, que são os elementos fundamentais na produção de sangue, estão presentes no espinafre japonês.

Estando os Órgãos produtores de *Xue* (Sangue) [*Gan* (Fígado), *Shen* (Rins), *Pi* (Baço/Pâncreas)] sadios, o consumo de espinafre fornece os elementos necessários para fomentar a produção de *Xue* (Sangue). Por isso, torna-se necessária a dieta com espinafre japonês quando existe quadro de Vazio de *Xue* (Sangue) (anemia, hemorragia, convalescença, recuperação pós-parto, palidez, tremor, fadiga fácil etc.).

O espinafre japonês ainda tem a propriedade de limpar o *Xue* (Sangue) e melhorar a sua circulação; com isto, evita que o *Xue* (Sangue) torne-se turvo ou que se forme a estagnação de *Qi* e de *Xue* (Sangue).

Essa limpeza de *Xue* (Sangue) e aumento da circulação sanguínea levam a aumento de vitalidade do corpo.

ESPINAFRE E O SISTEMA DIGESTIVO

O espinafre fortalece as funções fisiológicas secretora e motora do estômago, ajudando na digestão de outros alimentos.

É fácil a digestão de espinafre nos níveis gástrico e intestinal, assim como a sua assimilação, por isso gasta-se pouca Energia destas vísceras.

Além do mais, contém fibras que promovem o peristaltismo, evitando que o intestino torne-se preso.

ESPINAFRE E AS INDICAÇÕES

- Vazio de *Yin* com o escape de *Yang*.
- Combate o Calor e a Secura das Vísceras.
- Nutrir o *Yin Qi*.
- Abaixa o Fogo.

ESPINAFRE E AS CONTRAINDICAÇÕES

- O excesso de uso de espinafre pode lesar o *Wei* (Estômago) e os Intestinos.
- Quando se está gripado, deve-se evitar o espinafre, pois ele pode introduzir Vento Perverso nas Vísceras, nos Canais de Energia Principais e Secundários e provocar tosse incessante.

GENGIBRE *(Zingiber officinalis recens)*

O gengibre é um condimento derivado de uma planta herbácea cujos rizomas, carnosos e espessos, podem ser colhidos verdes ou maduros, sendo que, destes últimos, consegue-se o gengibre seco. Cada rizoma de gengibre apresenta características medicinais um pouco diferentes.

Apresenta sabor picante e amargo, muito aromático, característica amornante e, estando seco, calorífera. Age no *Fei* (Pulmão), no *Pi* (Baço/Pâncreas) e no *Wei* (Estômago); outros autores citam a ação do gengibre sobre o *Gan* (Fígado), o *Dan* (Vesícula Biliar), o *Xin* (Coração) e o *Da Chang* (Intestino Grosso).

FUNÇÕES ENERGÉTICAS DO GENGIBRE

- Dispersa as Energias Perversas para o Exterior.
- Aquece o *Qi* Mediano (Aquecedor Médio).
- Ação dispersiva sobre a Mucosidade.
- Ação antitóxica sobre os venenos dos crustáceos e da carne.

AÇÃO MEDICINAL DO GENGIBRE

Para o estado de resfriado ou de gripe, deve-se cozinhar o gengibre ralado junto com mel e maizena, ingerindo-se a mistura quente. O aquecimento do corpo promove a transpiração e, com isso, a eliminação do Frio ou do Vento-Frio.

Em estado de crise asmática com bastante tosse, deve-se preparar suco de gengibre, esfregá-lo na região dorsal e massagear até promover o aquecimento.

O uso de gengibre com outras ervas medicinais faz com que melhore a absorção das demais ervas. O mesmo efeito acontece na digestão. Ele ajuda no processo digestivo e na absorção de outros alimentos.

O gengibre elimina a Umidade Perversa e a Umidade-Calor (Mucosidade), por isso as afecções devidas a estas Energias Perversas podem ser combatidas: vômitos, tosse catarral, rinite, distensão abdominal, dores reumáticas, alterações do *Shen* (Mente).

Os indivíduos portadores de úlcera gástrica, hipertensão arterial e também aqueles que possuem processos alérgicos, devem ingerir pequena quantidade de gengibre.

O uso de gengibre deve ser evitado nos pacientes com Falso-Calor, ou seja, com a deficiência do *Shen Yin* (Rim-*Yin*).

EFEITO AMORNANTE DO GENGIBRE

Sabe-se desde a antiguidade que o gengibre tem efeitos que fortalecem o *Yang* (Energia) e que provocam a transpiração.

O gengibre tem a capacidade de direcionar o *Xue* (Sangue) para a superfície da pele, promovendo a dispersão do Calor (febre) de dentro para fora do corpo. Nos estados de penetração de Energias Perversas do tipo Vento, Vento-Calor, Frio, Vento-Frio, com o uso de gengibre ocasiona-se a eliminação das mesmas. As pessoas de natureza *Yang* devem fazer uso rotineiro de gengibre a fim de eliminar o Calor excessivo pelos poros cutâneos, também conhecidos como "Porta do *Qi*".

GENGIBRE E O TUBO DIGESTIVO

O gengibre aumenta a secreção da mucosa gástrica e o peristaltismo do Tubo Digestivo. Torna a digestão normal tanto no nível gástrico como intestinal (melhora as funções do aparelho digestivo). Aumenta a acidez gástrica.

O gengibre tem o efeito de melhorar as náuseas, vômitos, soluços, decorrentes da estagnação da Energia do *Wei* (Estômago) consequente à penetração da Energia Frio. Nestes casos deve-se tomar sopa quente de gengibre.

O gengibre tem efeito sobre as dores abdominais de criança pela ingestão excessiva de alimentos. Neste caso, deve-se fazer suco de gengibre associado a 40 g de pó de gengibre, fazer a mistura, colocá-la e deixá-la sobre o umbigo. Em pouco tempo a dor cessa e a digestão é acelerada.

As dores abdominais (cólicas) associadas à diarreia, podem ser tratadas ingerindo-se sopa de gengibre (1/2 colher de sopa de gengibre ralado adicionada a um copo de água quente). Pode-se juntar também mel de abelha ou conhaque.

O uso concomitante de gengibre com os alimentos potencialmente alérgicos (camarão, siri, crustáceos etc.) evita os processos de intoxicação e de alergia.

O óleo de gengibre e o gingerol, devido ao seu sabor picante e ao seu aroma forte, que se devem à presença de zingiberol e citral, excitam o apetite. O gengibre deve ser utilizado na inapetência pela presença de Umidade-Calor no trato digestivo.

LÓTUS *(Nelumbo nucifera)*

São utilizadas várias partes desta planta aquática para efeitos medicinais: a raiz, o nó da raízes, as sementes, as folhas, o receptáculo, cada um deles com função e aplicação próprias.

NÓ DAS RAÍZES DO LÓTUS

Esta parte compreende a junção entre os dois segmentos de raiz. Tem ação sobre o *Fei* (Pulmão), o *Wei* (Estômago) e o *Gan* (Fígado). Apresenta sabor doce, característica neutra e um pouco adstringente.

A ação principal é a de combater as hemorragias, principalmente aquelas provocadas pelo Calor do *Fei* (Pulmão) e do *Wei* (Estômago), com vômitos de sangue e hemoptise.

Outra ação é sobre o estado gripal, pois atua fortalecendo o *Fei Qi* (Pulmão) e a pele, evitando assim a penetração do agente Vento-Frio Perverso. Para combatê-lo, deve-se ralar o nó da raiz, adicionar água quente e ingerir. O fortalecimento da pele, obtido pelo nó das raízes de lótus, evita a flacidez e, com a melhora da circulação periférica do sangue, evita e cura as erupções e manchas da pele.

RAIZ DE LÓTUS COZIDA

– Tonifica o *Pi Qi* (*Qi* do Baço/Pâncreas).
– Fortalece o *Wei Qi* (*Qi* do Estômago).
– Fortalece o *Xue Qi* (*Qi* do Sangue).
– Nutre os músculos.
– Favorece a produção de *Jin Ye* (Líquido Orgânico).
– Dissolve a gordura e elimina-a.
– Elimina o excesso de Água.

RAIZ DE LÓTUS CRUA

– Elimina o Calor Perverso.
– Refresca o *Xue* (Sangue).
– Dissipa os acúmulos de *Xue* (Sangue).

Sendo uma planta aquática, sua ação principal ocorre no *Shen* (Rins), fortalecendo o trabalho do mesmo. Em consequência os catabólitos parados são eliminados, promovendo a limpeza do sangue e, com isto recuperam-se os Cinco Órgãos, fazendo-os funcionar com mais vitalidade. Pelo fato desta raiz ser tônica do *Shen Qi* (Rins), fortalece a Essência Sexual.

A ação sobre o *Xin* (Coração) faz-se por meio da sua tonificação e também pelo fortalecimento do *Shen* (Rins), com isto melhora o trabalho cardíaco, a circulação sanguínea e fortalece os capilares. Por isso, tem efeito benéfico na hipertensão arterial ou evita-a.

A raiz de lótus evita também as neuroses consequentes a estímulo maior do sistema nervoso, decorrente do Fogo do *Xin* (Coração) (insônia, irritabilidade) ou de Calor no *Xin Bao Luo* (Circulação-Sexo) que pode ocasionar confusão mental e delírio.

A raiz de lótus fornece em grande quantidade os amidos vegetais, evitando o enfraquecimento (desnutrição do corpo). Ainda tem a função de fortalecer a Energia do *Wei* (Estômago), melhorando a digestão alimentar, quer na quebra dos alimentos, quer na absorção no nível da luz intestinal. Por isso, combate a anemia e auxilia de modo indireto na produção de glóbulos vermelhos, que ficam mais firmes e mais capazes na sua função. Harmoniza também o peristaltismo intestinal, evitando a diarreia.

INDICAÇÃO DA RAIZ DE LÓTUS

- Doenças do Calor com sede intensa.
- Doenças de Umidade-Calor no Aquecedor Superior.
- Diarreia, disúria.
- Hematémese, hemoptise, epistaxe.

USO DA RAIZ DE LÓTUS

- Para diarreia e gripe: ralar a raiz, espremê-la no pano, aquecer o suco e beber 1/2 xícara de chá.
- Para pessoa enfraquecidas: papa de arroz + raiz de lótus.
- Restabelecer a vitalidade ou a fadiga sexual: fazer suco e tomá-lo.
- Contra as perturbações de menstruação (hemorragias, fogacho, cansaço, irritabilidade): tomar suco da raiz com um pouco de sal.
- Para a obstrução nasal e epistaxe: fazer suco da raiz e pingá-lo no nariz.
- Intoxicação por siri ou mal-estar provocado pelo excesso do álcool: fazer suco da raiz e bebê-lo.

SEMENTES (GRÃOS) DE LÓTUS

As sementes de lótus têm sabor doce, amargo, propriedade neutra e ligeiramente refrescante.

Agem no *Xin* (Coração), no *Pi* (Baço/Pâncreas) e no *Shen* (Rins).

FUNÇÕES ENERGÉTICAS DAS SEMENTES DE LÓTUS

- Nutrem o *Xin* (Coração), fortalecem o *Shen* (Mente), purificam o *Xin Qi* (*Qi* do Coração).
- Tonificam o *Shen Qi* (*Qi* dos Rins) e o *Pi* (Baço/Pâncreas).
- Promovem o peristaltismo intestinal.
- Tonificam o *Zhongjiao* (Aquecedor Médio).

– Impedem o envelhecimento precoce.
– Neutralizam o Calor Perverso.
– Combatem a circulação contracorrente de Energia.
– Consolidam o *Xiaojiao* (Aquecedor Inferior).

As sementes de lótus têm grande efeito tonificador sobre a Energia do *Shen* (Rins) pelo efeito que exercem sobre os mesmos e sobre o Aquecedor Inferior, por isso estão indicadas para o tratamento de transpiração noturna, poluição noturna, disúria, diarreia, Vazio e Calor do *Xin* (Coração), distúrbios urinários.

Outro efeito é sobre o Tubo Digestivo, promovendo o aumento da sua atividade e a normalização das suas funções energéticas. São empregadas para náuseas e vômitos, prisão de ventre, diarreia, Vazio de *Qi* do *Wei* (Estômago).

NABO *(Bassica napus)*

O nabo é uma planta herbácea, cuja raiz constitui alimento muito nutritivo, agindo sobre o *Shen* (Rins), o *Wei* (Estômago) e os Intestinos. Possui sabor picante, doce, amargo, característica refrescante e propriedade neutra.

FUNÇÕES ENERGÉTICAS DO NABO

– Favorece a eliminação da Umidade Perversa.
– Neutraliza as toxinas.
– Abaixa a Plenitude de *Yang*.
– Abre o apetite.

A função primordial do nabo é de aumentar as funções secretoras do Tubo Digestivo, ajudando na digestão e no trânsito dos alimentos no estômago e nos Intestinos.

Quando ocorre a Energia contracorrente do *Wei* (Estômago) [Afluxo do *Wei* (Estômago)], o nabo apazigua o Fogo. Por isso, é utilizado no tratamento das gengivites e amigdalites.

NABO E O *QI* DO *Shen* (RINS)

Outra ação do nabo é a de fortalecer o *Shen Qi* (*Qi* dos Rins), aumentando a produção dos hormônios sexuais e, consequentemente, a virilidade.

Quando o *Shen Qi* (Rins) está insuficiente estando em estado de Vazio, ocorre o aparecimento de Falso-Calor, cuja manifestação clínica caracteriza-se pelo aparecimento de sinais de calor que sobe para o alto do corpo, de calor na cabeça, olhos avermelhados, dor de garganta, gengivite etc.

NABO E O *Xue* (SANGUE)

O nabo ainda tem ação sobre os capilares, fortalecendo-os e evitando assim a vasoconstrição; desta forma, previnem-se a hipertensão arterial e as lesões vasculares, assim como as petéquias. Promove também, a limpeza do sangue e, com isso, evita o envelhecimento das células do corpo.

Quando se consome o nabo cru (ralado), conserva-se o sabor picante que age sobre o *Shen* (Rins) apagando o Fogo e aumentando a circulação do *Qi* na parte inferior do corpo.

USO DO NABO

– Tosse, dor de garganta, voz rouca, ressaca: nabo ralado + mel:
– Prisão de ventre: nabo cozido.
– Aumentar a Essência Sexual: folha de nabo + nabo + sal + gengibre. Deixar 1 dia de molho sob pressão.

NIRÁ *(Allium japonicum)*

Tem ação sobre o *Fei* (Pulmão), o *Shen* (Rins) e o *Pi* (Baço/Pâncreas), apresenta sabor picante, adocicado e característica amornante.

Age essencialmente aumentando a função do Movimento Metal [*Fei* (Pulmão) – *Da Chang* (Intestino Grosso)]. Ao tonificar o *Fei Qi* (*Qi* do Pulmão), torna-se vigorosa a função energética de descida da parte *Yin* da Energia Celeste, direcionando-se para o *Shen* (Rins), e este recebe esta Energia, pois o *Allium japonicum* também tem o efeito de tonificar o *Shen* (Rins).

Em consequência disso, ocorre perfeita harmonização da Energia Celeste com a Energia Terrestre; por isso, esta planta aumenta e fortifica a Essência Sexual e também as funções energéticas dos Órgãos Sexuais masculinos e femininos. Por essa razão, ajuda no desenvolvimento dos caracteres sexuais e na sua função.

O *Nirá* tem ação no tratamento da enurese noturna, ejaculação precoce, impotência sexual, hipodesenvolvimento dos genitais e frigidez.

Pela característica amornante do *Nirá*, ele tem a propriedade de aquecer todos os Órgãos e as Vísceras, aumentando assim as funções energéticas destes, principalmente o seu metabolismo, combatendo a sensação de frio no corpo e eliminando o Frio.

NIRÁ E O SISTEMA DIGESTIVO

Outra função energética importante do *Nirá* é a sua ação sobre o Tubo Digestivo ao agir na Energia do *Pi* (Baço/Pâncreas)/*Wei* (Estômago). O *Allium japonicum* normaliza as funções energéticas dos Intestinos, evitando a estagnação de alimentos no trato digestivo, promovendo a limpeza e a lubrificação, além de fortalecer a ação de trabalho do estômago (produção de enzimas, peristaltismo), facilitando a digestão dos alimentos.

É utilizado tanto no tratamento de doenças ocasionadas pela falta de Energia do *Wei* (Estômago)/*Pi* (Baço/Pâncreas)/Intestinos (diarreia, empachamento gástrico), quanto nas afecções por estagnação alimentar provocada pelo desequilíbrio Energético do *Pi* (Baço/Pâncreas) e do *Wei* (Estômago) (gastrite, diarreia, náuseas e vômitos).

O *Allium japonicum* é rico em ferro e, pela ação que tem no Tubo Digestivo e no *Shen* (Rins), normaliza a produção do glóbulos vermelhos e tem ação anti-hemorrágica, além de promover a limpeza do sangue. Ainda normaliza a função da vesícula biliar, agindo como preventivo de cálculos biliares.

O uso rotineiro do *Allium japonicum* mantém a vitalidade sexual, tonifica o *Shen* (Rins), regulariza as funções digestivas e intestinais e é antianêmico. Evita ou combate as dores gástricas, dores abdominais, prisão de ventre, adinamia do verão, gripes, desinteresse sexual, evita hemorragia e aumenta o apetite.

A vitalidade sexual se deve à presença de grande quantidade de Energia Telúrica presente nas raízes do *Nirá*.

USO MEDICINAL DO *NIRÁ*

- Epistaxe: macerar a planta e colocá-la no local ou sobre o nariz.
- Hemorróidas: cozer a planta; com o suco obtido, lavar as hemorróidas.
- Assaduras e brotoejas: macerar a planta com sal e colocá-la como emplastro.

- Diarreia: papa de arroz com a planta (*Nirá*).
- Aumentar a Essência Sexual: *nirá* + *missô* + ostra.

PEPINO *(Cucumis sativus)*

Tem ação sobre o *Shen* (Rins), o *Wei* (Estômago), o *Xiao Chang* (Intestino Delgado*)*, o *Pi* (Baço/Pâncreas) e o *Fei* (Pulmão), apresenta sabor doce e adstringente e propriedade refrescante.

FUNÇÕES ENERGÉTICAS DO PEPINO

- Elimina o Calor Perverso e o Calor do tórax.
- Facilita a circulação da Via das Águas.
- Neutraliza os tóxicos.
- Umidifica a pele.
- Tonifica a Energia do *Pi* (Baço/Pâncreas).

Pela sua ação refrescante, deve-se utilizar o pepino de verão nas épocas de calor. Se os pepinos que são produzidos fora desta estação forem utilizados, promove-se o resfriamento do corpo.

A ação primordial do pepino é a de tonificar o *Shen Qi* (*Qi* dos Rins), além de promover a diurese e a limpeza do sangue; deve ser usado para neutralizar e eliminar as toxinas dos animais, peixes e crustáceos.

Por ser rico em potássio, elimina o excesso de sódio retido no corpo e também elimina catabólitos, limpando o sangue principalmente do ácido úrico, e com isso todos os órgãos internos têm suas funções melhoradas, principalmente a respiratória.

O pepino promove também a produção de *Xue* (Sangue) [efeitos no *Shen* (Rins), no *Pi* (Baço/Pâncreas) e no *Wei* (Estômago)], fortalece os vasos sanguíneos e ativa a circulação de *Xue* (Sangue) [aumenta o *Qi* do *Xue* (Sangue) e faz a limpeza], sendo utilizado na anemia, na estagnação, nas impurezas de sangue e como hemotônico.

Pela ação que exerce no *Shen* (Rins) e no *Pi* (Baço/Pâncreas), o pepino tem efeito sobre as doenças do Frio e Umidade (reumatismo) e afecção de bexiga (cistite).

A ação do pepino sobre o Tubo Digestivo faz-se aumentando a função secretora e, principalmente, combatendo o excesso de Calor como o Fogo do *Wei* (Estômago), que leva à gastrite, gengivite, periodontite, colite e amigdalite.

A ação que o pepino exerce na pele é a de mantê-la úmida e dar brilho aos pêlos. Além de ser refrescante, age também sobre os puridos, acalmando-os.

EFEITO DO PEPINO

– Desintoxicante de álcool: comer pepino junto com bebida alcoólica.
– Desintoxicante do *Xue* (Sangue): tomar suco de pepino e suco de cenoura.
– Antirreumático, antigota, anticalculose biliar e renal.
– Combate as queimaduras, feridas de suor, rachaduras pelo frio, espinhas. Para o Calor Perverso, usar o suco de pepino.

O pepino deve ser usado para combater a diarreia com muco do tipo *Yang* nas doenças de retenção de água, como a ascite e edema dos membros inferiores, para dor de garganta, para olhos avermelhados e dolorosos.

Para aqueles que têm doença do Frio no *Zhongjiao* (Aquecedor Médio), o pepino é indigesto, além de poder ocasionar dores abdominais, diarreia e vômitos.

PIMENTA-DO-REINO *(Piper nigrum)*

Os frutos da pimenta-do-reino, quando colhidos antes da maturação e colocados para secar, ficam negros e rugosos. Coletados depois de maduros e colocados de molho, facilmente retira-se a sua camada externa, tornando os frutos brancos, conhecidos como pimenta branca. Esta, de característica mais suave que a preta.

O sabor picante se deve à presença de um óleo volátil e o aroma é provocado pela presença do alcalóide piperina.

A pimenta-do-reino apresenta sabor picante e propriedade calorífera. Age no *Pi* (Baço/Pâncreas)/*Wei* (Estômago), no *Da Chang* (Intestino Grosso), no *Gan* (Fígado) e no *Shen* (Rins).

FUNÇÕES ENERGÉTICAS DA PIMENTA-DO-REINO

– Aquece o *Qi* Mediano.
– Dispersa o Frio e a Umidade Perversos.
– Remove a Mucosidade.

– Expulsa o Vento.

– Abaixa o excesso de *Yang Qi*.

– Aumenta o apetite.

– Antitóxico, neutraliza as toxinas de origem alimentar.

Na culinária, a pimenta-do-reino é utilizada como condimento, aquecendo o *Qi Mediano*, aumentando as funções energéticas digestivas do *Wei* (Estômago) e do *Da Chang* (Intestino Grosso) e a função catabolizadora do *Pi* (Baço/Pâncreas). O efeito calorífero aumenta a circulação de Energia e de *Xue* (Sangue) e propicia a transpiração, eliminando as Energias Perversas (Frio, Vento-Calor).

Ao mesmo tempo, a pimenta-do-reino ajuda a combater as estagnações ou o acúmulo de alimentos no trato digestivo, tendo ação sobre vômitos, náuseas, dores abdominais de origem Frio, distensão abdominal, doenças do Frio dos Cinco Órgãos.

O uso excessivo da pimenta-do-reino pode provocar a agitação do Fogo Interno, secura do *Jin Ye* (Líquido Orgânico), a dispersão do *Yang Qi*, com o consumo de *Yin Qi* e de *Xue* (Sangue). Faz também acentuar as odontalgias e as vertigens de origem *Yang*.

É contraindicada formalmente para as grávidas que apresentam quadro clínico de Falso-Calor.

PIMENTA-MALAGUETA *(Capsicum frutescens)*

As pimentas malaguetas são plantadas na primavera ou no verão. A variedade *Capsicum chinense*, conhecida como pimenta-cumarim, produz frutas arredondadas. As duas pimentas possuem sabor bastante picante, característica calorífera e têm ação no *Pi* (Baço/Pâncreas) e no *Xin* (Coração).

FUNÇÕES ENERGÉTICAS DA PIMENTA-MALAGUETA

– Aquece o *Zhongjiao* (Aquecedor Médio), favorece a digestão e abre o apetite.

– Aumenta a circulação de Energia e de *Xue* (Sangue).

– Dissipa o Frio Perverso.

– Sudorífero.

Todas as pimentas têm em comum seu sabor mais ou menos picante, característica mais ou menos calorífera e funções energéticas semelhantes.

As pimentas agem de duas maneiras. Em primeiro lugar, aumentam as atividades do *Zhongjiao* (Aquecedor Médio), com isso melhoram as funções energéticas do Tubo Digestivo e do *Pi* (Baço/Pâncreas) que se tornam mais ativas pelo aumento do *Yang Qi*, sendo que este age aumentando e acelerando a circulação de Energia nos Canais de Energia, principalmente os *Yang*. Em segundo lugar, pelo efeito sudorífero, eliminam as Energias Perversas para o Exterior.

Esse segundo efeito é particularmente importante, uma vez que os alimentos atuais de origem vegetal (hortaliças, legumes, raízes), pelo sistema artificial de produção, estão impregnados de Energia Perversa Frio. O uso das pimentas neutraliza e elimina o Frio Perverso.

As pimentas podem ser utilizadas como coadjuvantes no tratamento das afecções em decorrência das estagnações de Energia e de *Xue* (Sangue), ocasionadas pelo Frio (dores abdominais, vômito, diarreia catarral e úmida, dismenorreia).

O uso da pimenta deve ser limitado nos casos de Falso-Calor e o abuso pode provocar o aparecimento do Fogo e consequentes efeitos deletérios (agitação psicomotora, insônia, vertigens, odontalgia).

PIMENTÃO *(Capsicum annuum)*

É uma planta herbácea, cultivada como hortaliça, pertencente à família das Solanáceas.

Os pimentões apresentam sabor doce, picante, característica neutra e propriedade refrescante. Agem no *Wei* (Estômago), no *Pi* (Baço/Pâncreas), no *Fei* (Pulmão) e no *Xin* (Coração).

FUNÇÕES ENERGÉTICAS DO PIMENTÃO

– Aquece o *Zhongjiao* (Aquecedor Médio).
– Dissipa o Frio Perverso.
– Abre o apetite.
– Facilita a digestão.

O pimentão caracteriza-se por conter alto teor de água e de vitamina A e C, que nele estão presentes em maior quantidade do que no limão ou no tomate. Quando os pimentões verdes se tornam avermelhados (ficam menos picantes), aumenta o sabor doce e o teor em vitamina C, que é importante no metabolismo das gorduras, evitando com isso, a hiperlipidemia e também o depósito de gordura na parede arterial.

PIMENTÃO E A ENERGIA

Os pimentões são hortaliças que se desenvolvem no verão, incorporando a Energia desta estação, quando adquire o seu máximo efeito medicinal. O sabor e o aroma do pimentão abrem o apetite: a carotina e a vitamina C aumentam a vitalidade de células, assim como as funções e a forma física das células, e normalizam o metabolismo celular, evitando a metabolização incompleta das substâncias. Por estas ações, os pimentões combatem o cansaço do verão e as doenças degenerativas (diabetes, hipertensão arterial, arteriosclerose, manchas da pele).

Os pimentões, pela presença de fibras, aumentam o peristaltismo intestinal; as fibras vegetais, por sua vez, atraem água no lúmen intestinal: os dois fatores associados aumentam o trânsito intestinal, diminuem a reabsorção de gorduras e das toxinas, mantendo o sangue limpo.

O sabor picante é dado pela presença da capsaina, encontrada na parte interna branca e nos segmentos, que tem a função de aumentar a produção de ácido clorídrico no estômago e também aumentar a função dos mediadores químicos. Além disso, a capsaina aumenta a circulação sanguínea e melhora a irrigação sanguínea na pele.

A presença de substâncias flovanóides confere a ação desinfetante da mucosa bucal e gástrica, destruindo germes intestinais sem prejudicar a flora bacteriana normal. Além disso, o pimentão possui ação antiinflamatória, aumenta os capilares, favorece a coagulação sanguínea e aumenta o fluxo renal, promovendo a diurese.

PIMENTÃO E AS VITAMINAS

O consumo isolado ou associado do pimentão supre as necessidades de vitamina C do organismo.

A deficiência da vitamina C, por dificultar a digestão das gorduras, leva à metabolização incompleta destas, resultando no aparecimento de triglicerideos, ácidos graxos e colesterol, que são promotores da formação de ateromas e da hipertensão arterial.

A vitamina C é uma substância termolábil tanto no calor quanto no frio, e é conveniente recordar suas ações pela sua importância dentro da fisiologia celular: recebe e fornece hidrogênio para a organismo participando como H^+ nas reações bioquímicas essenciais; mantém a coesão dos colágenos; preserva a integridade celular; exerce papel importante na cicatrização e consolidação das fraturas; auxilia na absorção do ferro.

Usualmente, o ferro contido nos vegetais apresenta-se sob a forma férrica, que não é absorvida pelo Tubo Digestivo e que, na presença de vitamina C, é transformada na forma ferrosa, sendo então absorvida.

O feijão contém bastante ferro, porém necessita de vitamina C para o seu aproveitamento no organismo, pois o feijão é pobre em vitamina C.

Os pimentões são ricos em vitaminas A e D, que são lipossolúveis, por isso, para a obtenção destas vitaminas, deve ser feito um refogado em óleo vegetal. O cozimento destrói as vitaminas termossensíveis (vitamina C). A presença de vitamina A é essencial para a manutenção dos epitélios da pele, da mucosa e das glândulas e também colabora na defesa do organismo. Além disso, aumenta a acuidade visual e combate cansaço ocular. A vitamina D fortalece a estrutura celular, principalmente dos vasos sanguíneos, e associada à vitamina C, melhora a circulação sanguínea subdérmica, por isso, evita o aparecimento de manchas arroxeadas, decorrentes da fragilidade capilar, e normaliza as funções energéticas da pele; atua no metabolismo da melanina: com isso, a pele enegrecida torna-se mais clara; evita também rachaduras de pele no frio.

A carotina e a vitamina D presentes nos pimentões aumentam a defesa da pele, evitando as erupções, acnes e infecções da pele.

INDICAÇÃO DO USO DO PIMENTÃO

É indicado quando existe estagnação de Energia e de *Xue* (Sangue) decorrentes da presença do Frio Perverso, que provoca dores abdominais do tipo *Yin*: náuseas, vômitos, diarreia líquida e mucosa, disenteria, frieira.

Para aqueles que apresentam estado de Falso-Calor, o uso de pimentão pode piorar o estado, pois elimina-se o Calor, provocando diminuição do *Qi*.

QUIABO *(Hibiscus esculentus)*

O quiabeiro é um arbusto anual e lenhoso, cujo cultivo inicia-se em setembro estendem-se até dezembro, e cujos frutos são colhidos dois meses após o cultivo. É uma planta típica da região tropical.

No quiabo, concentra-se boa quantidade de cálcio, fósforo, ferro, vitamina C, proteína e fibras.

Apresenta sabor doce, um pouco amargo, característica refrescante. Tem ação principalmente no *Fei* (Pulmão).

FUNÇÕES ENERGÉTICAS DO QUIABO

- Purifica o *Fei* (Pulmão).
- Elimina a Mucosidade.
- Elimina o Vento Perverso alojado no *Fei* (Pulmão).

O quiabo, pela ação tônica que exerce no *Fei* (Pulmão) e pela ação de eliminar a Mucosidade e o Vento deste Órgão, protege-o da agressão do Vento e da Umidade Perversos. Se estas Energias Perversas já estão lesando a Energia do *Fei* (Pulmão), o quiabo ajuda a combater os efeitos maléficos destes agentes, por isso ajuda no tratamento de asma do tipo *Yin* com secreção catarral, na tosse com rouquidão.

A baba do quiabo funciona como protetora das mucosas gástrica e intestinal contra agentes irritantes.

As folhas estimulam o peristaltismo intestinal, evitando a prisão de ventre.

REPOLHO *[Brassica olenacera (B. capitata)]*

É considerado o representante da verdura crua, tem sabor doce, picante, propriedade neutra e age no *Wei* (Estômago), no *Pi* (Baço/Pâncreas), no *Gan* (Fígado) e nos Intestinos.

É rico em vitaminas A, B_1, B_2, C, U, K, sais minerais, cálcio, ferro, aminoácidos como a lisina, fibras e tanino.

Quando é consumido cru, o repolho tem vitalidade básica que é transmitida ao ser humano, e esta vitalidade básica é essencial em qualquer tipo de tratamento em que se procura cura natural das doenças.

FUNÇÕES ENERGÉTICAS DO REPOLHO

- Auxilia o *Shen Qi* (*Qi* dos Rins).
- Supre o encéfalo e a medula.
- Favorece os Cinco Órgãos.
- Harmoniza o *Qi* das seis Vísceras.

REPOLHO E O INTESTINO

As fibras contidas no repolho promovem o peristaltismo intestinal, evitando o intestino preso e, consequentemente, evita que sangue se torne turvo.

Os aminoácidos presentes no repolho aumentam a função digestiva; consequentemente os alimentos são rapidamente digeridos e as escórias são degradadas. Associados à função das fibras, evitam a assimilação de toxinas e promovem a sua eliminação junto com as fezes. Outra função do repolho é a de evitar a putrefação anormal dentro do lúmen intestinal.

A associação de repolho + limão + camarão seco, cozidos em óleo de gergelim, potencializa a função de normalizar a ação intestinal do repolho.

REPOLHO E O USO DIGESTIVO

Além da vitamina U, contém outras substâncias semelhantes a esta vitamina que possuem ação antiulcerosa. Este efeito é decorrente da ação que estas substâncias têm sobre a função do *Gan* (Fígado) (transporte, assimilação, digestão) e de aumentar a do duodeno, aumentando a sua resistência contra agressões, como o excesso de ácido clorídrico.

A vitamina U é uma substância instável e termolábil, por isso o repolho deve ser consumido cru. Tem ação antiulcerosa específica.

O aroma *sui generis* do repolho tem a função de abrir o apetite, e a substância responsável pelo aroma, quando penetra dentro do corpo, transforma-se em fonte de cistina.

SALSÃO *(Petroselinum satvum)*

É uma planta bianual que apresenta raiz tuberiforme, caule estirado e ramoso, folha verdes brilhantes. É rica em vitaminas, principalmente em B_1 e B_2, proteínas, iodo, magnésio, sódio, ferro.

O salsão possui sabor doce, cheiro forte, característica amornante. Tem ação no *Gan* (Fígado), no *Wei* (Estômago) e no *Shen* (Rins).

FUNÇÕES ENERGÉTICAS DO SALSÃO

– Aumenta a vitalidade sexual e do corpo.
– Promove a limpeza do sangue.
– Fortalece o *Shen* (Rins).
– Tonifica o *Pi* (Baço/Pâncreas) e nutre o *Wei* (Estômago).

Uma das características importantes desta planta é a de conter sódio em grande quantidade. Este elemento químico tem a propriedade de transformar o cálcio em íons cálcio, aproveitáveis para o organismo, uma vez que promovem a alcalização do sangue. O consumo de salsão é necessário para aqueles que ingerem grande quantidade de carnes, que geram a acidificação do sangue. Além disso, tanto a atividade física como a mental exigem boa concentração de íons cálcio.

O sódio contido no salsão tem a capacidade de evitar que o plasma se torne muito viscoso, facilitando a circulação de sangue através dos vasos, aumentando o fluxo sanguíneo e de oxigênio para as células do corpo, repondo as perdas das funções celulares; em consequência, faz recuperar do estado de cansaço, aumenta a vitalidade do corpo e da atividade cerebral. Com o aumento da circulação sanguínea e da atividade dos néfrons, promove a limpeza do sangue, desintoxicando-o dos poluentes e do álcool.

SALSÃO E O TUBO DIGESTIVO

O fortalecimento do *Pi* (Baço/Pâncreas) e do *Wei* (Estômago) promove melhor digestão, principalmente dos hidratos de carbono, e aumenta o apetite. Em consequência, o metabolismo geral do corpo tende a melhorar, aquecendo os membros inferiores e eliminando os agentes causadores do reumatismo.

A ação energética sobre o *Gan* (Fígado), além do seu efeito energético, faz-se à custa da alta concentração de metionina, que aumenta o trabalho do fígado. Uma das consequências é o aumento da produção de hormônios femininos, levando a maior vitalidade sexual feminina. Também age sobre a pele, que se torna lustrosa.

Ainda o efeito que o salsão tem sobre o *Gan* (Fígado) capacita-o a "esfriar" a Energia *Yang* do *Gan* (Fígado); por isso, age na insônia, agitação psicomotora, cefaleia do tipo Vento, hipertensão arterial, hemorragias, leucorreias, vômitos, dores abdominais, todos de características *Yang*.

O efeito sobre o *Shen Qi* (*Qi* dos Rins) reflete-se na recuperação do cansaço físico e no aumento da vitalidade sexual, A ação sobre o *Shen* (Rins) e o *Pi* (Baço/Pâncreas) tem a capacidade de melhorar a funções energéticas desses Órgãos, tendo, por isso, efeito para a diabetes tipo II (não insulinodependente) e fadigas mentais.

Pela ação que exerce sobre o *Shen* (Rins), o *Gan* (Fígado) e o *Pi* (Baço/Pâncreas), o salsão tem a capacidade de agir sobre a diabetes tipo I (insulinodependente), reumatismo, artrite reumatóide e nas afecções do *Shen* (Mente).

TOMATE *[Solamum lycopersicum (S. vulgare, S.pyriforme, S.Grandifolium, Licopersicum escolentum)]*

"Casa que tem tomate não tem doença do *Wei* (Estômago)."

O tomateiro é uma planta herbácea anual cuja semeadura inicia-se no começo da primavera, obtendo-se os frutos, o tomate, 3 a 4 meses depois.

O tomate, que é constituído de bagas, polpas suculentas cujo sabor é uma mescla de doce, azedo, salgado, com propriedade neutra, característica ligeiramente refrescante, age sobre o *Wei* (Estômago), o *Pi* (Baço/Pâncreas) e o Intestinos.

Na polpa do tomate é encontrada grande quantidade de vitamina A, B_1, B_2, B_6, C, E, niacina, K, P, N, leucina, ferro, cálcio e outros minerais (rádio, cobre, boro e cobalto), proteínas, hidratos de carbono, óleos (materiais graxos), aminoácidos.

FUNÇÕES ENERGÉTICAS DO TOMATE

– Produz *Jin Ye* (Líquidos Orgânicos).
– Tonifica o *Wei* (Estômago).
– Favorece a digestão.

TOMATE E APARELHO DIGESTIVO

O tomate fresco contém substâncias (dentre elas a vitamina B_6) que têm a capacidade de digerir as gorduras e de neutralizar as suas toxinas, digerindo-as. Uma dieta rica em carnes e gorduras de origem animal altera o equilíbrio do aparelho digestivo, pelas alterações de pH que este tipo de alimentação ocasiona, pelas toxinas e pelas substâncias que os alimentos de origem animal contêm. O tomate tem a capacidade de neutralizar as causas que promovem este desequilíbrio, fazendo a sua harmonização.

Enfim, o tomate acelera o metabolismo das gorduras, evitando a sobrecarga para o *Gan* (Fígado) e também diminui o teor de gordura no sangue, mantendo-o limpo.

Além disso, o tomate contém enzimas e substâncias básicas para o metabolismo geral, por isso melhora a digestão de todos os alimentos, pois aumenta a secreção gastrintestinal, tonificando o *Wei* (Estômago) e os Intestinos; consequentemente, os alimentos são aproveitados na sua integridade, promovendo-se a recuperação energética, nutritiva, física e mental.

O tomate, pela característica refrescante, combate o Calor do *Wei* (Estômago) e dos Intestinos que provoca halitose, afta, amigdalite, dor toracoabdominal, constipação intestinal, dor lombar com irradiação *Yang Ming*.

TOMATE E O *Xue* (SANGUE)

Os sais e minerais, vitamina M, pigmentos de clorofila e outras substâncias presentes no tomate são promotores da formação de sangue, por isso o tomate tem ação antianêmica, e também melhoram a circulação do mesmo. A presença de vitamina P fortalece os capilares.

TOMATE E A FUNÇÃO CEREBRAL

No tomate estão presentes dois aminoácidos (glutamina e amina), não encontrados em outros vegetais, que fortalecem as células cerebrais; com isto, o tomate melhora as funções cerebrais.

TOMATE E A EFICIÊNCIA

A eficiência do tomate é maior quando ele é produto da época, diminuindo-se a sua potencialidade quando é produzido artificialmente. O tomate incorpora a Energia Celeste, de onde provém o seu poder energético.

Para combater a anemia, associar o tomate à cenoura, pois ambos são sinérgicos na produção de sangue.

Pela sua natureza Frio, refrescante, o seu consumo exagerado pode lesar o *Wei* (Estômago) e o *Pi* (Baço/Pâncreas), principalmente, se pré-existir um estado de Frio no *Zhongjiao* (Aquecedor Médio), podendo, então, provocar diarreia com muco ou líquida, com dores abdominais.

15
VERDURAS DO MAR

As verduras do mar apresentam a característica de serem alimentos globais e integrais, isto é, quaisquer das suas partes são comestíveis e apresentam as mesmas características energéticas. Esta peculiaridade aparece pelo seu habitat: crescendo dentro do mar, em que o meio ambiente é uniforme, todas as partes das verduras do mar absorvem igualmente a Energia e os elementos nutritivos constantes do ambiente.

Neste caso, as folhas acumulam as funções energéticas de todas as partes de uma planta (da raiz, do caule, das folhas e dos frutos), ou seja, há funções energéticas iguais por todo o organismo. Por isso, as verduras do mar têm ação integral, nutrientes balanceados, servindo melhor para a harmonização energética do nosso organismo.

Contrariamente, as verduras que crescem na terra apresentam características diferentes quanto à Energia e a composição química em se tratando de folhas, caules, sementes e raízes. Existem algumas partes com grande teor energético, outras com teor nutritivo, outras, tóxicos. A utilização parcial destas verduras tem efeito nutritivo e energético também parcial. Assim, se utilizar o nabo, convém comer desde a folha até a raiz, pois desta maneira estar-se-á ingerindo toda a Essência do nabo.

O ideal é a ingestão de toda a planta, porém o Ser Humano não obedece a esta regra e, por isso, necessita comer vários tipos de alimento para ter a função normal do corpo. Deve-se para tanto ingerir flor, fruto, sementes, raízes, caule, de maneira balanceada. Para isso, é necessário conhecer as características e funções energéticas das plantas dentro do nosso organismo.

O alimento principal ideal é aquele proveniente da flor que frutificou; como acessórios da alimentação há as folhas, caules e raízes. Sendo assim, as verduras do mar, seja qual for a sua parte utilizada, sendo uma planta integral, não necessitam deste discernimento.

VERDURAS DO MAR E O METABOLISMO

As verduras do mar contêm grande quantidade de iodo, que é um elemento químico fundamental do hormônio da tireóide, cujas funções são a de aumentar o metabolismo geral, a de manter em níveis normais o colesterol no sangue e a de facilitar a função dos vasos do coração.

As verduras do mar têm os efeitos de dissolver os venenos e as toxinas, de aumentar o metabolismo das gorduras e evitar o desgaste cerebral.

Energeticamente as verduras do mar agem no *Shen* (Rins), com isso rejuvenescendo os rins e o coração, aumentando a vitalidade e prolongando a vida.

VERDURAS DO MAR E A FUNÇÃO DOS ÓRGÃOS

As verduras do mar apresentam um alto teor de cálcio, elemento químico fundamental para a atividade celular. O cálcio destas verduras é melhor aproveitado pelo nosso organismo do que aquele proveniente do reino animal e seus derivados, como o do leite da vaca que, além de não ser amplamente aproveitado, traz alteração no balanço de cálcio do organismo.

As verduras do mar contêm sais minerais e vitaminas que, associados ao cálcio, fortalecem os dentes, os ossos e estabilizam o estado emocional.

Aumentam também as funções das células cerebrais, do estômago, do coração, das mucosas em geral, dos músculos, promovendo o aumento da resistência destes órgãos, vísceras e tecidos

VERDURAS DO MAR E O EFEITO DESINTOXICANTE

As verduras do mar são alimentos alcalinos, com o poder de alcalinidade maior que o das verduras da terra, por isso têm grande efeito de promover a limpeza do sangue.

Pelas substâncias ativas que contêm, são alimentos imprescindíveis no combate à poluição do ar, da água e dos alimentos. E este efeito das substâncias ativas é bem maior do que o efeito das verduras da terra.

ALGAS MARINHAS *(Zestara marina)*

As algas marinhas são plantas integrais e globais. Nas suas folhas há, de modo equilibrado, bastante Energia e todos os nutrientes.

As algas marinhas contêm grandes quantidades de cálcio e dez vezes mais vitaminas A e D do que o óleo de bacalhau e, sendo elas de origem vegetal, é grande o seu aproveitamento pelo nosso organismo. Por isso, são um tipo de alimento que não pode faltar.

A grande quantidade de cálcio contida nas algas promove tendência à alcalinidade do sangue que é o ideal, pois a tendência à acidose, que naturalmente acontece na alimentação rica em carnes e derivados de animais, pode acarretar o início de uma doença.

Além disso, têm grande quantidade de iodo, que participa das funções vitais do sangue, dos órgãos e das vísceras, principalmente na produção do hormônio da tireóide, que é responsável pela força vital, aumento da resistência e das funções energéticas de todos os órgãos, recuperando assim a vitalidade espoliada pela doença. Além disso, o iodo contido na alga tem a ação de alterar a estrutura básica de agentes causadores da doença.

FUNÇÕES ENERGÉTICAS DAS ALGAS MARINHAS

– Amolecem os processos sólidos.
– Suprimem e transformam a Mucosidade.
– Eliminam o Calor Perverso.
– Diurético.

ALGAS MARINHAS E FUNÇÃO DIGESTIVA

As algas marinhas aumentam a função digestiva, principalmente na transformação dos alimentos, aumentando com isso o índice de aproveitamento dos elementos energéticos e nutritivos.

Regularizam todo o metabolismo promovendo o aumento da resistência básica do organismo, dificultando o aparecimento de doenças, como o câncer.

Corrigem também o erro de metabolismo e promovem o aumento da queima de gorduras.

Todos esses fatores evitam intestino preso, o aparecimento de obesidade, diabetes, hipertensão arterial do tipo *Yin*.

ALGAS MARINHAS E OS VASOS SANGUÍNEOS

As algas marinhas tornam o sangue ligeiramente alcalino, o que é bom, e com isto evitam a deposição de colesterol na parede de vasos sanguíneos, limpando o sangue e melhorando o fluxo sanguíneo e de oxigênio nas células dos tecidos.

ALGAS MARINHAS E A VITALIDADE

As algas marinhas melhoram o metabolismo de maneira global, assim, o corpo e a Mente crescem harmonicamente, integrando-se. Pela ação que as algas marinhas exercem sobre a Energia do *Gan* (Fígado), aumenta-se a resistência das células nervosas, evitando as manifestações neuróticas, assim como promove-se uma melhor atividade cerebral.

As algas, pelo seu meio ambiente, são plantas que absorvem bastante as características *Yin* e, quando ingeridas, têm ação sobre o *Shen Qi* (*Qi* dos Rins), normalizando a função endócrina e aumentando a produção de hormônios sexuais, promovendo o crescimento dos órgãos genitais e a sua atividade.

As indicações do uso das algas marinhas são inúmeras pela ação que exercem sobre o *Shen* (Rins), *Gan* (Fígado), *Pi* (Baço/Pâncreas), *Wei* (Estômago) e nos Intestinos: fortalecimento geral, evitam o aparecimento de câncer, nanismo, neurose, intestino preso, hipotireoidismo, obesidade, diabetes, hipertensão arterial, fortalecimento do encéfalo, alteração do aparelho genital.

O consumo de algas marinhas é particularmente indicado quando o Vento Perverso transforma-se em Calor e desce para o *Xiaojiao* (Aquecedor Inferior), associando-se com a Umidade para provocar estagnação, que provoca dores no baixo-ventre e corrimento vaginal, ou quando o Vento e o Frio Perversos atacam a Energia e o *Xue* (Sangue) no abdome, provocando dores abdominais que irradiam para a região lombar.

16

AÇÃO ANTITÓXICA DOS ALIMENTOS

A destruição progressiva dos ecossistemas, a necessidade premente de produzir mais para dar vazão ao consumo cada vez maior de alimentos, fizeram com que o Ser Humano procurasse meios artificiais para poder fazer frente às necessidades alimentares.

Foi incrementado assim o uso dos defensivos agrícolas, dos hormônios para o crescimento e engorda rápidos, os consevantes para a estocagem e, além disso, o advento da era industrial trouxe os poluentes, contaminando o ar, a água e a terra. (Fig. 16.1)

Aquilo que o Ser Humano faz à Natureza retorna a ele, neste caso, de maneira danosa.

CONCEITO DE TOXICIDADE

O tóxico é toda substância que possa causar danos energéticos e físico/químicos ao organismo. Pode ser de origem gasosa, líquida ou sólida. É importante analisar o limite do grau da toxicidade verdadeira e falsa.

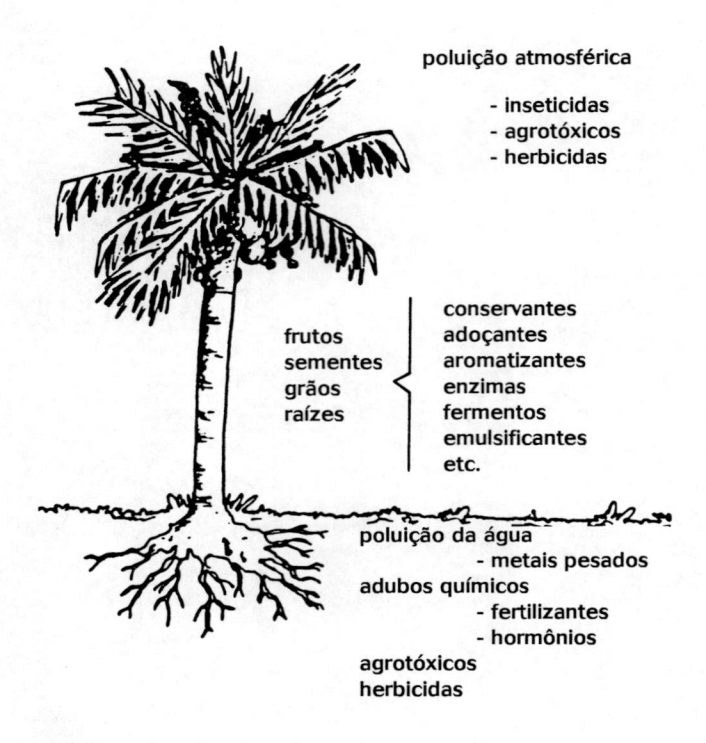

Fig. 16.1

Ação dos tóxicos sobre as plantas: participam na formação das plantas, podendo a elas integrar-se, ou agem sobre os produtos (frutos) já elaborados.

A toxicidade verdadeira ocorre quando a concentração do produto considerado tóxico ultrapassa os limites de adaptação, de neutralização e de eliminação do organismo.

A toxicidade falsa ocorre naqueles casos em que os Órgãos e as Vísceras já estão em deficiência na sua Energia (estado de Vazio) e, em consequência, quantidades menores do que aquela estipulada já têm efeito tóxico.

AÇÃO DOS ALIMENTOS ANTITÓXICOS

A Natureza fornece-nos meios para combater as substâncias tóxicas e os poluentes, quer pela ação energética dos alimentos, quer pela presença de substâncias ou elementos químicos neutralizadores das toxinas contidas nos mesmos.

Os alimentos que combatem as toxinas podem produzir dois efeitos: antitóxico e desintoxicante.

O efeito antitóxico faz-se antes da penetração das toxinas na circulação sanguínea. Age neutralizando (função da abóbora-moranga, alho-porro, banana, caqui, nabo, *nêgui*, pepino...) e também diminuindo a absorção no nível das vilosidades intestinais, como acontece com o uso de arroz integral, frutas em geral (principalmente a maçã), as sementes etc.

O efeito desintoxicante faz-se após a penetração da toxina na corrente sanguínea, promovendo a sua neutralização; é obtido pelas funções energéticas da bardana, *nêgui*, tomate etc., e também aumentando a eliminação das toxinas através das vias baixas, como é o caso da função da bardana, melão, pepino etc.

GRÃO INTEGRAL, FARINHA INTEGRAL, FARINHA DE TRIGO ESBRANQUIÇADA

Na película dos grãos integrais, assentam-se os agrotóxicos, os pesticidas, e esta parte do grão tem a característica de reter os metais pesados (chumbo, cádmio) e as substâncias radioativas (estrôncio 90). Estes tóxicos podem ser neutralizadas pela consumo rotineiro de *natô*, feijão preto, *umebôshi*.

No processo de branqueamento da farinha de trigo até a sua comercialização, são utilizados vários produtos tóxicos: corantes, adoçantes, aromatizantes, conservantes, enzimas, fermentos, emulsificantes, cujos efeitos tóxicos podem ser neutralizados pela barbana, *nêgui*, tomate etc.

PROTEÍNAS DO GLÚTEN

A ação tóxica das proteínas do glúten dá-se na parede intestinal do intestino delgado, levando a um processo inflamatório e consequente síndrome da má absorção. Isto ocorre quando há deficiência energética do *Xiao Chang* (Intestino Delgado). O uso de verdura e frutas (repolho, tomate, cebola, *nirá*, alho-porro, banana) evita a inflamação da parede intestinal.

FORMAS DE AÇÃO DOS ALIMENTOS ANTITÓXICOS

BARDANA

- Fortalece a Energia do *Shen* (Rins), aumentando a diurese, eliminando as toxinas e fazendo a limpeza do *Xue* (Sangue).
- Facilita a decomposição de todos os catabólitos, ajudando a eliminação pelo *Shen* (Rins).

– Aumenta o trânsito intestinal, evitando a prisão de ventre, diminuindo a absorção das toxinas pelos intestinos.

FEIJÃO PRETO

– Dissolve e elimina as toxinas, os alérgenos, os poluentes.
– Faz a limpeza do *Xue* (Sangue), aumentando a circulação sanguínea.
– Aumenta a diurese, purificando o *Xue* (Sangue).

Esses efeitos fazem do feijão preto um ótimo eliminador das toxinas e dos poluentes do ar, da água, dos sólidos.

NATÔ – GRÃOS FERMENTADOS DA SOJA

Uma das causas mais frequentes de formação e absorção das toxinas ocorre quando o trânsito intestinal está lento, levando ao quadro clínico de prisão de ventre. Nesta situação, proliferam os germes de putrefação e as toxinas formadas no intestino grosso são absorvidas, podendo provocar lesões cancerosas nesta víscera ou à distância, pois as toxinas são levadas pela circulação sanguínea. Os grãos fermentados de soja fazem proliferar bactérias que são antagônicas às da putrefação. Ainda, nos filamento do *natô*, forma-se uma substância que tem capacidade de eliminar o estrôncio 90.

SEMENTES E FRUTAS

– Alto poder desintoxicante.
– Promovem a degradação dos catabólitos.
– Aumentam a circulação de sangue, fazem a limpeza do sangue pela eliminação renal.
– Aumentam o trânsito intestinal, lubrificam a parede intestinal.

ALIMENTOS DE AÇÃO NO *Shen* (RINS)

Na concepção energética, o *Shen* (Rins) ocupa papel de destaque quer formando as Energias *Yang* e *Yin* do corpo, quer eliminando os resíduos energéticos dos Órgãos e das Vísceras, quer regularizando o *Jin Ye* (Líquido Orgânico), que é a parte hídrica, por meio da eliminação de catabólitos pelas vias da Água.

Potencialmente todos os alimentos fortalecedores de Energia do *Shen* (Rins) têm efeitos desintoxicantes. Incluem-se nesta categoria: alga marinha, alho, alho-porro, bardana, cenoura, feijão preto, feijão *azuki*, gergelim, girassol, melão, milho, nabo, *nêgui*, pé de porco, pepino, rim bovino, rim suíno, uva etc.

ALIMENTOS PROMOTORES DA LIMPEZA DO SANGUE

A presença de toxinas, de energias turvas, faz com que a circulação de sangue torne-se alterada, levando a impregnações e à elasticidade da parede dos vasos, dificultando a respiração celular. A limpeza do sangue é imprescindível, podendo ser obtida pelo uso dos seguintes alimentos: alho-porro, bardana, cebola, cebolinha, espinafre japonês, feijão preto, feijão *azuki*, raiz de lótus, *tofu*.

ENERGIA PERVERSA E OS ALIMENTOS

As Energias Perversas são agentes etiopatogênicos que, instalados no organismo, podem desencadear processos de adoecimento, de acordo com as suas características. As Energias Perversas que mais causam transtornos e danos energéticos são o Calor, o Frio e a Umidade.

Os alimentos podem ajudar na neutralização e eliminação destes agentes patogênicos.

O Calor pode ser combatido às custas de alimentos frigoríferos e refrescantes: algas marinhas, abóbora-moranga, banana, bardana, cenoura, cogumelo, caqui, espinafre, feijão preto, feijão *azuki*, gergelim, maçã, melão, melancia, pepino, raiz de lótus, *tofu*.

A Umidade Perversa pode ser neutralizada e eliminada pelos alimentos antiumidificantes e amornantes: amendoim, cenoura, cogumelo, goiaba, feijão preto, feijão *azuki*, girassol, nabo, quiabo.

O Frio combate-se com os alimentos caloríferos e amornantes: amendoim, abóbora-moranga, alho, alho-porro, cebola, cebolinha, cenoura, cogumelo *shiitake*, gengibre, *nirá*, nozes, pimentão.

APÊNDICE
ALIMENTOS E AÇÃO NOS *ZANG FU* (ÓRGÃOS/VÍSCERAS)

O alimentos constituem a nossa fonte de *Qi* adquirido e é graças a ele que crescemos, desenvolvemos e reproduzimos. Isto significa que os alimentos por nós ingeridos devem atuar nos 5 Órgãos e 6 Vísceras a fim de que eles possam exercer suas funções energéticas, funcionais e orgânicas. Para tanto, a alimentação deve ser diversificada em todos os aspectos, ingerindo-se todos os tipos de alimentos de modo balanceado.

A falta ou o excesso de um deles pode ocasionar desarmonias energéticas, e, depois, doenças. De mo-do que, para se ter uma alimentação adequada, é necessário saber as necessidades dos Órgãos/Vísceras, repondo as faltas e tirando os excessos. Assim, pode-se obter bom funcionamento do corpo e da mente.

A seguir, os principais alimentos que têm ação energética mais evidente nos *Zang/Fu* (Órgãos/Vísceras).

PULMÃO (*Fei*)

A. VEGETAIS: Alho, agrião, alga, amendoim, bardana, cenoura, café, canela, chá, espinafre, girassol, gengibre, manjericão, menta, pimentão, pepino, repolho e soja.

B. FRUTOS: Amêndoa de damasco, banana, caqui, laranja, maçã, casca de laranja e tangerina, nozes, pêra, tangerina e uva.

C. PRODUTOS ANIMAIS: Camarão, carpa, ganso, gema de ovo, leite de vaca, mel, pato, ovo de pata, queijo, rã, vesícula biliar e pâncreas de porco.

INTESTINO GROSSO (*Da Chang*)

A. VEGETAIS: Amendoim, beringela, beterraba, cenoura, espinafre, girassol, milho, nabo, pepino, repolho e tomate.

B. FRUTOS: Amêndoa de damasco, caqui e figo.

C. PRODUTOS ANIMAIS: Carnes de vaca, carneiro, galinha, intestino de porco, mel, polvo, queijo e vesícula biliar de porco.

BAÇO/PÂNCREAS (*Pi*)

A. VEGETAIS: Alho, alga, abóbora-moranga, arroz, amendoim, beringela, batata doce, batatinha, camomila, coentro, cascas de canela, de laranja e de tangerina, cana de açúcar, castanha, cebola, cenoura, ervilha, espinafre, feijão preto, gengibre, manjericão, pepino, pi-mentão, queijo de soja, pimenta, raiz de lótus, sementes de lótus, tomate e trigo.

B. FRUTOS: Banana, figo, jujuba, maçã, melão, tangerina, uva.

C. PRODUTOS ANIMAIS: Carnes de vaca, faisão, carneiro, frango, porco, pato, cação, carpa, camarão e enguia, estômago de vaca, porco, moela de frango, mel, ovo de pata, pâncreas e baço de porco.

ESTÔMAGO (*Wei*)

A. VEGETAIS: Alho, abóbora-moranga, alface, amendoim, arroz integral, beringela, batatinha, beterraba, chá, cebola, cenoura, cevada, cebolinha, ervilha, espinafre, feijão preto, gengibre, grãos de soja, girassol, milho, manjericão, nabo, pepino, pimentão, queijo de soja, repolho, salsa e tomate.

B. FRUTOS: Cana de açúcar, castanha, jujuba, melão, melancia e pêra.

C. PRODUTOS ANIMAIS: Carne de vaca, galinha, carneiro, pato, estômago de boi, porco, moela de galinha, caranguejo, escargot, baço e sangue de porco, leite de vaca, pé de porco e tainha.

CORAÇÃO (*Xin*)

A. VEGETAIS: Abóbora-moranga, cebolinha, café, casca e córtex de canela, chá, grão de soja, pimenta, raiz e semente de lótus, trigo.

B. FRUTOS: Caqui, melão, melancia.

C. PRODUTOS ANIMAIS: Camarão, carneiro, coração de porco, faisão e leite de vaca.

RINS (*Shen*)

A. VEGETAIS: Amendoim, alho-porro, alga, arroz, bardana, batata doce, cevada, cebola, cebolinha, cogumelo *Shiitake*, erva-doce, feijão preto, gergelim, girassol, nabo, pepino, raiz de lótus, salsa e sementes de lótus, trigo.

B. FRUTOS: Castanha, lichia, nozes e uva.

C. PRODUTOS ANIMAIS: Camarão, carpa, carnes de carneiro e de porco, enguia, fígado de galinha, pé de porco, rim de porco, de boi e de carneiro.

FÍGADO (*Gan*)

A. VEGETAIS: Alho-porro, arroz, cebola, cogumelo *Shiitake*, cana de açúcar, canela, coentro, feno grego, gergelim, girassol, repolho, salsa, valeriana e verbena.

B. FRUTOS: Lichia.

C. PRODUTOS ANIMAIS: Camarão, carpa, caranguejo, enguia, escargot, carnes de porco, fígado de boi, carneiro, porco, galinha, moela de galinha, ostra, rã, vesícula biliar de boi e de porco.

BIBLIOGRAFIA CONSULTADA

BENSKY, D. & GAMBLE, A. **Chinese Herbal Medicine, Matéria Médica.** Seattle. Eastland Press, s.d.

CHAMFRAULT, A. & SAM, U.K. **Traité de Médecine Chinoise. Les livres sacrés de Médecine Chinoise.** Tome II. Anguleme, E. Coquemard. 1957.

CHAMFRAULT, A. & SAM, U.K. **Traité de Médecine Chinoise. Pharmacopée** Tome III. Anguleme, E. Coquemard. 1959.

EYSSALET, J.M. *et alii.* **Diététique Énérgétique et Médicine Chinoise.** Sisteron, Éditions Présence, 1984.

HE, Y.H.; NE, Z.B. **Teoria Básica da Medicina Tradicional Chinesa.** Atheneu, São Paulo, 1999.

HIRSCH, S. **Manual de Herói – Filosofia Chinesa na Cozinha.** Rio de Janeiro, Corre-Cotia, sd.

HSU, H.Y.; CCHEN, Y.P.; SHEN, S.J.; HSU, C.S.; CHEN, C.C.; CHANG, H.C. **Matéria Médica Oriental.** São Paulo, Roca, 1999.

KUSHI, M. **Natural Healing Through Macrobiotics and Macrobiotics Home Remedies.** New York, Japam Publications, 1986.

LEITE, C.E. **Nutrição e Doença.** São Paulo, Ibrasa, 1987.

LU, H.C. **Sistema Chinês de Curas Alimentares.** São Paulo, Roca, 1997.

LU, H.C. **Alimentos Chineses para a Longevidade.** São Paulo, Roca, 1997.

MACIOCCIA, G. **The Foudantions of Chinese Medicine**. New York, Churchill Livingstone, 1989.

MACIOCCIA, G. **The Practice of Chinese Medicine**. New York, Churchill Livingstone, 1994.

NGUYEN, V.N. & DONG, V.M. **Pharmacologie en Médicine Énérgétique Orientale**. Marseille, Ed. N.V.N., 1981.

NGUYEN, V.N. & DONG, M.V. **Médicine Traditionnelle Chinoise**. Marseille, Ed. N.V.N., 1981.

NGUYEN, V.N.; DZUNG, T.V.; RECOURS-NGUYEN, C. **Huangdi Neijing Lingshu. Tome I**. Marseille, Ed. N.V.N., 1994.

NGUYEN, V.N.; DZUNG, T.V.; RECOURS-NGUYEN, C. **Huangdi Neijing Lingshu. Tome II**. Marseille, Ed. N.V.N., 1995.

NGUYEN, V.N.; DZUNG, T.V.; RECOURS-NGUYEN, C. **Huangdi Neijing Lingshu. Tome III**. Marseille, Ed. N.V.N., 1998.

NGUYEN, V.N.; DONG, V.M.; RECOURS-NGUYEN, C. **Semiologie et Therapeutique en Médecine Énérgétique Orientale**. Marseille, 2ª ed., 1985.

NGUYEN, V.N. **Hoang Ti Nei King So Ouenn. Tome I**. Marseille, 1973.

NGUYEN, V.N.; DONG, V.M. **Hoang Ti Nei King So Ouenn. Tome II**. Marseille, 1974.

NGUYEN, V.N.; NGUYEN, P. **Hoang Ti Nei King So Ouenn. Tome III**. Marseille, Ed. N.V.N., 1988.

NGUYEN, V.N.; RECOURS-NGUYEN, C. **Hoang Ti Nei King So Ouenn. Tome IV**. Marseille, Ed. N.V.N., 1991.

ROSS, J. **Sistemas de Órgãos e Vísceras da Medicina Tradicional Chinesa**. São Paulo, Roca, 2ª ed., 1994.

SHANGHAI COLLEGE OF TRADICIONAL MEDICINE. **Acupuntura, um texto compreensível**. São Paulo, Roca, 1996.

VAUGHAN, Victor C. *et alii*. **Nelson: Tratado de Pediatria**. 11ª ed. Rio de Janeiro, Interamericana, 1983.

YAMAMURA, Y. **Introdução ao Tai Chi Chuan. Tui-Na e Tao Yin**. São Paulo. Center Ao. 1991.

YAMAMURA, Y. **Acupuntura, A Arte de Inserir**. São Paulo, Roca, 1995.

YAMAMURA, Y. Função psíquica na Medicina Tradicional Chinesa. Teoria dos Sete espíritos, Sete Sentimentos e Cinco Emoções. **Rev. Paul. Acupunt.**, 2(2):108-115, 1996.

YAMAMURA, Y. Acupuntura na Gravidez. In: Tedesco, J.J.A. **A Grávida. Suas Indagações e as Dúvidas do Obstetra**. Atheneu, São Paulo, 1999.

YAMAMURA, Y.; TABOSA, A. Correlações neuroanatômicas e neurofisiológicas entre essência sexual, energia vital e triplo aquecedor. **Rev. Paul. Acupunt.**, 1(1):54-7, 1995.

YAMAMURA, Y.; TABOSA, A. Concepções energéticas do *Gan* (Fígado), relacionadas à fisiologia hepática humana. **Rev. Paul. Acupunt.**, 3(2)95-101, 1997.

YEN, K.Y. **The Illustrated Chinese, Materia Médica**. Taipei, SMC Publishing Inc, 1992.